John Hughlings Jackson
ジャクソン 神経系の進化と解体

訳編　秋元波留夫

創造出版

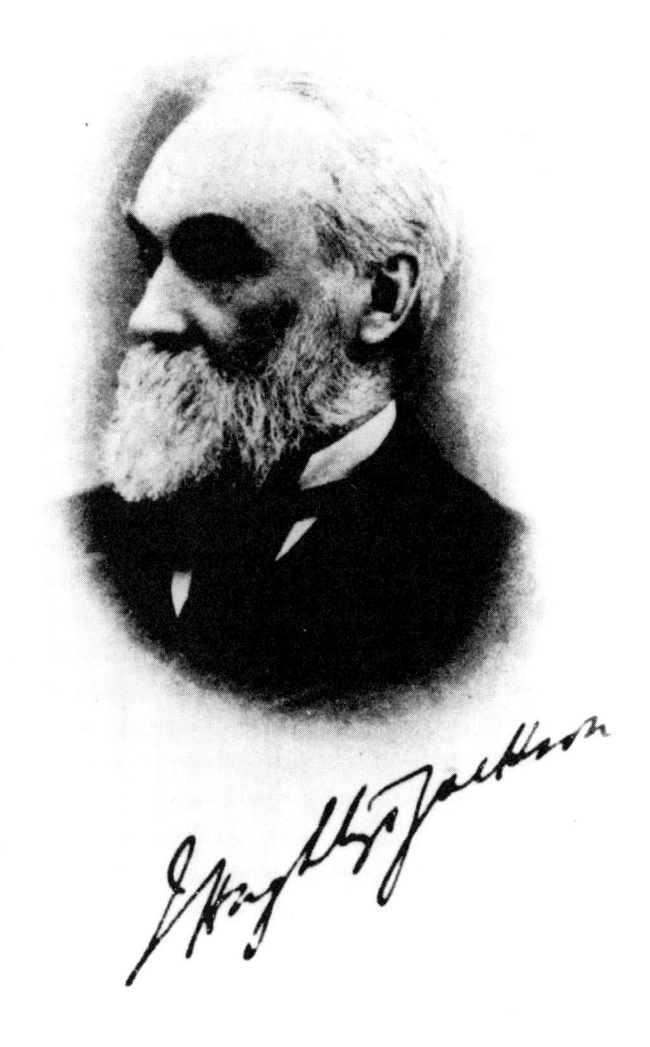

ジョン・ヒュリングス・ジャクソン 1835-1911

編者略歴

秋元波留夫（あきもと　はるお）

1906 年　長野県長野市で生まれる
1925 年　旧松本高等学校卒業，東京帝国大学医学部入学
1929 年　東京帝国大学医学部卒業，北海道帝国大学精神医学教室助手
1935 年　東京府立松沢病院医員，東京帝国大学医学部副手
1937 年　東京帝国大学医学部講師，外来医長
1941 年　金沢医科大学（現在金沢大学医学部）教授
1958 年　東京大学医学部教授
1966 年　国立武蔵療養所所長
1979 年　東京都立松沢病院院長
1983 年　東京都立松沢病院退職
　以降，日本精神衛生会・きょうされん理事長，社会福祉法人新樹会創造出版代表等を務める。
2007 年　4 月 25 日永眠

主な著作
　異常と正常（東京大学出版会，1971），精神医学と反精神医学（金剛出版，1976），失行症（東京大学出版会，1981），精神を病むということ（上田敏と共著，医学書院，1987），新作業療法の源流（冨岡詔子と共編，三輪書店，1991），シュワイツァー　イエスの精神医学的考察（創造出版，2001），実践精神医学講義（日本文化科学社，2002），刑事精神鑑定講議（創造出版，2004）他

まえおき

　私が John Hughlings Jackson (1835-1911) の「神経系の進化と解体」の思想に触れたのは，今から60数年前のことである。丁度失行症の研究をはじめた頃で，たまたま，Prag の神経学者 Otto Sittig の著書「失行について」(1931) を読んで，はじめてその卓抜な思想に触れたのが最初の出会いである。Sittig のドイツ語訳「神経系の進化と解体に関するクローン講義 Die Croon-Vorlesungen über Aufbau und Abbau des Nervensystems. (Lectures on the evolution and dissolution of the nervous systems. 1884)」(Berlin, 1927) を丸善に注文して取り寄せて読んだときの強烈な印象はいまでも忘れることができない。Sittig の独訳本 (1927) には The Lancet に掲載された原文が併記されており，理解に役立った。この独訳本の序文は Prag の神経精神医学教授 Otto Pötzl によって書かれているが，それを読むと Jackson の思想を評価して欧州の学界に紹介したのは Pötzl の前任者 Arnold Pick であり，イギリスの学界はこれによってあらためて Jackson を再認識したということである。Sittig の独訳は Jackson の思想をドイツ語圏の神経学界に紹介するのに重要な役割を果たすだろうと Pötzl は書いている。

　1935年（昭和10年）に刊行された「失行症」で，私は「神経系の進化と解体」の批判的論述を試みた。Henri Ey の「神経精神医学の力動概念への Jackson の諸原理の適用について Essai d'application des principes des Jackson a une conception dynamique de la Neuro-Psychiatrie」(1938) に先立つこと数年である。おそらくわが国で最初の Jackson の紹介であっ

た。爾来この本は私の座右の書となって今日に至った。この神経学，精神医学の世界的古典を誰か訳してくれるだろうと思っていたが，断片的な紹介以外に日本訳がない。そんなわけで痺れをきらして自分で訳すことにした。私がテキストにしたのはSittigのドイツ語訳に併記されているJacksonの原文である。Sittigの独訳を参考にして，難解なJacksonの文章をなんとか解る日本文にすることができた。本書の第1部は「神経系の進化と解体」の訳文である。

　私はこれまで，Jacksonの「神経系の進化と解体」の思想の基礎構造ともいうべき彼の臨床研究について考察を試み，若干の論文を書いたので，そのうちの3編を第2部「ジャクソンと臨床研究」に登載することにした。Jacksonの思想の現代的意義の問い直しに役立つことができれば，まことに幸いである。なお，読者の便宜のために解説を付した。

2000年8月

秋元波留夫

解説

秋元波留夫

　Jackson の「神経系の進化と解体」の中心テーマは「進化と解体」である。この講義の序論として，進化と解体の意義を詳しく述べている。彼は神経系の進化とはある特定の順序での神経系機能の上行性発展であると考える。特定の順序とは次の三つである。すなわち，1．最もよく組織化された状態から最も少なく組織化された状態への移行，2．最も単純なものから最も複雑なものへの移行，3．最も自動的な状態から最も随意的な状態への移行，この三つである。そして，これら三つの特定の順序の神経系の上行性発展，すなわち，神経系進化のクライマックスが「最高階層」"the highest level" であり，「心の器官」"organ of mind"，すなわち，意識の身体的 基盤 physical basis of consciousness である。最高階層は，最も組織化が少なく the least organized，最も複雑 the most complex，最も随意的 the most voluntary であるという意味で神経系進化の最高峰である。
　この Jackson の「精神，心」を神経系進化の過程から捉える考え方は，「私は精神状態 mental state と神経状態 nervous state との間に絶対の区別が存在するとは考えていない」という言葉とともに，精神医学，神経学の基本理念を明確にする上できわめて重要である。
　次に解体については，解体は進化の過程の逆であり，発達逆行 undevelopment の過程である。それは最も少なく組織化され，最も複雑で，最も随意的な状態から，最も組織化され，最も単純で，最も自動化され状態に向かって「ばらばらになる」"the taking it pieces" 過程である。

解体が最も単純なもの，最も自動的なもの，例えば，生命維持の機構にまで及び，解体が全面的であれば，結果は死である。

　以上を序論として，この講義の主要部分は神経系機能の解体の考察，記述に充てられている。講義の冒頭で Jackson は「私は神経系の疾患を進化の逆行 reversal，すなわち解体 dissolution と見做すことが神経疾患の診療と研究の助けになる」と言っているが，その第一は「解体の二重構造」である。

　(1) 解体の二重構造 a double condition
　神経系の解体が全面的でなければ，あらゆる場合，陰性要素 negative element と陽性要素 positive element の二重構造を呈する。すべての神経系疾患の症候 symptomatology は陰性症状と陽性症状の組合せであるというのが，Jackson の最も基本的な主張である。その理由は解体か進化のより低次の階層への逆行であり，解体から免れたより低次のレベルの階層の機能が残存するからである。つまり，「解体する」"to undergo dissolution" ということは「進化のより低いレベルに退行する」"to be reduced to a lower level of evolution" ことである。別の言い方をすると，最も少なく組織化され，最も複雑で，最も随意的な機能は失われるが（陰性症状），より多く組織化され，より単純で，より自動的な機能は残存，乃至賦活される（陽性症状）ということである。

　(2) 精神病の精神症状と二重構造
「神経系の進化と解体」を読むと，Jackson は精神科医ではなかったかと疑われるほど，精神病，当時は狂気 insanity という言葉が使われているが，この問題を取り上げて詳しい，そして優れた考察を加えている。これは彼

が狂気を神経系進化の最高階層,「心の器官」"organ of mind"の解体と考え,その考察を重要視していたためであろう。精神症状と二重構造の問題について「神経系の疾患は狂気の原因だとされているが,私の考えで,神経系の疾患は解体に対応して陰性の精神症状を惹起するだけであり,錯覚,幻覚,妄想,突飛な行動などの複雑な症状は疾患に侵されずに残った健康な神経組織の活動の所産であり,より低い進化のレベルの活動によるもので,陽性の症状である」と,きわめて示唆に富んだ考えを述べている。

この精神病の陰性症状と陽性症状の二重構造を Jackson は人物誤認の症例を挙げて次のように巧みに説明している。「ある患者が看護婦を自分の妻だと思いこんでいるとしよう。自分に付き添っている看護婦を妻だと思っているという陽性症状を取り上げるだけでは不十分である。何故なら,彼女が看護婦だということを認知していないという陰性症状が当然共存しているからである。患者の「認知しない」"not-knowing" ということが疾患過程の結果であり,彼の「誤認」"wrong knowing" は無傷で残っている最高階層の下層部分の活動の反映である」。陰性症状,陽性症状という言葉は今日の精神医学臨床で,盛んに使われているが,そのもとはこの「神経系の進化と解体」の原理に基づいていることを知っておく必要がある。よく,陰性症状は「あまり目立たない症状」,陽性症状は「派手で目立つ症状」というように,並列的に取り扱われているが,Jackson が明らかにしたように,原則的には両者の共存 coexistence が,精神病をも含めた神経系疾患の症候学の特徴である。すなわち,陰性症状と陽性症状は二重構造という一種の症状複合体を作っているのである。

(3) 均一的解体と局所的解体

神経系の解体に関する Jackson の考えで重要なことのひとつは,解体

を均一的解体 uniform dissolution と局所的解体 local dissolution の二つに分けて考察していることである。均一的解体は神経系全体が同一の有害な条件のもとに置かれ，全神経系の進化が比較的均等に逆行する場合で，Jackson は急性アルコール中毒の事例を挙げて明快に説明している。アルコールは神経系のすべての部分に侵入するが，組織化が最も少なく，最も複雑な最高階層の第1層が，まず最初に，そして最も強く侵され，下層に進むとともに酩酊がひどくなる。最高階層よりも組織化されている中等階層はアルコールに抵抗するが，解体が及ぶようになると，運動や歩行が困難になる。最後まで抵抗するのは最もよく組織化されている最低階層であるが，解体が呼吸および循環を司る最低階層に及んだ時，アルコールによる死に至る。

　アルコールなどの神経系を侵す薬物は，神経系全体の均一的解体の見本であるが，解体が神経系進化の三段階，すなわち最高階層，中等階層，最低階層を，進化とは逆の方向に進むことを見事に示している。なお，ここでも，上部機能の喪失，すなわち陰性症状と下部機能の賦活，すなわち陽性症状の複合，二重構造がよく認められる。

　Jackson にとっての一番の難問は，精神病が最高階層の均一的解体か，それとも局的所解体かの疑問であった。Jackson が「すべての神経疾患のうちで最も難解な疾患 the most difficult of all nervous diseases」であると嘆息した狂気 insanity，精神病の解体の部位が脳全体なのか，その一部なのか，均一的解体であるのかについて，明確な答えをいま出すことはできないと言っている。しかし，Jackson が精神病のなかに，局所的解体と見做すべきものがあると考えていたことは，次の記述から明らかである。「最高階層に局所的解体が存在することを特に強調する必要がある。狂気のすべてに最高階層の解体があることは疑いないが，狂気には麻痺狂

general paralysis（今日の進行麻痺），あるいは，メランコリアのように，さまざまな種類，程度がある。少なくともこれら二つの疾患では最高階層の異なった局所が解体するにちがいない。狂気の多くは最高階層の局所的解体であろう」。そして面白いことに，Jackson は別の論文で麻痺狂は大脳半球の前方部，メランコリアは大脳半球の後方部の機能解体ではないかと予想している。この予想は的中しなかったが，彼が示唆した精神疾患の局所的解体説は，いま分裂病の最近の研究で実を結ぼうとしている。その意味で Jackson は「分裂病は脳に局在するか」の疑問に挑戦した先駆者といってよい。

　研究者の研究の由来，その意義を正しく理解するためには，彼の生き方，彼の生きた時代を知ることが必要である。Jackson については，幸い Crichley,M., Reynolds,E.D., Buzzard,T. の伝記があり，その理解に事欠くことがない。これらの伝記に基づいて心覚えのために私がノートした，「Jackson；マンチェスタースクエアの賢人 the Sage of Manchster Square」（M.Critchley の評語）の年譜は次のようである。

Jackson の年譜

1835 年　England, York の近郊 Green Hammerton に生まれる。Hughlings は母方の姓。

1859 年　York 医学校を終えてロンドンに出る。York 医学校では生理学者 Thomas Laycock，精神医学者 Daniel Hak Tuke（人道療法の発祥地 York Retreat の創設者 William Tuke の孫）に学び，脳と心の問題に関心をもつ。

　梅毒学者 Jonathan Hutchinson の世話で Mediclal Times & Gazette の記者となる。Herbert Spencer, Charles Darwin の新学説に惹かれる。

1861 年　梅毒に併発するてんかんの症例報告 Mediclal Times & Gazette 誌に連載。

1862 年　新設の National Hospital for the Paralyzed and Epileptic の医員に採用される。以後 40 年にわたり，兼務した London Hospital とともに彼の診療，研究の牙城となる。

1864 年　従姉妹のエリザベス Elizabeth Jackson と結婚。妻まもなく，てんかん発病（脳血栓静脈炎による Jackson てんかん，発作頻発）。

1875 年　妻 Elizabeth 死す。以後再婚することなく，やもめ暮らし。晩餐の食卓には Elizabeth の食膳が設けられる。

1878 年　雑誌 Brain 創刊に参画。

1884 年　「神経系の進化と解体に関するクローン講義」The Lancet に発表。

1892 年　てんかん者の救援団体「全国てんかん協会 The Natiional Society for Epilepsy」の創立に参加，決議文起草。

1909 年　最後の労作 Neurological Fragments No.21 発表。

1911 年　長年住み慣れたマンチェスタースクエアの小さい家で 76 年の生涯を終える。

以上の素描から，この傑出した研究者の生涯が世俗的な幸せとはおよそ縁遠い寂寥，孤高のものであったことを知るのであるが，悲痛ともいうべき苛酷な運命は，あるいは彼のひたむきな研究への献身の契機であったのかもしれない。彼がその生涯をかけたてんかん研究の動機として，愛する妻エリザベスの不治の病いが重要な役割を演じたことは，否定できないだろう。

目次

まえおき　5
解説　7

第1部　神経系の進化と解体に関するクローン講議

第1講 ……………………………………………………… 3
第2講 ……………………………………………………… 21
第3講 ……………………………………………………… 33

第2部　ジャクソンと臨床研究

第1章　John Hughlings Jackson と現代てんかん学 ……… 61
第2章　John Hughlings Jackson と失語研究 ……………… 83
第3章　John Hughlings Jackson と精神疾患研究 ………… 109

第1部

神経系の進化と解体に関する

クローン講義

1884年3月，王立医学院での講演

John Hughlings Jackson 述

第 1 講

(The Lancet, March 29,1884,p.555 − 558.)

　会長，会員の皆さん。

　進化論 the doctrine of evolution は日ごとに新しい支持者を獲得しています。それはダーウィニズムの単なる同義語ではありません。Herbert Spencer はこれをあらゆる種類の現象に適用しました。その神経系への適用は医学を学ぶ者にとって最も重要です。私は神経系の病気を進化の逆行 reversal，すなわち解体 dissolution と見做すことが私たちの研究の助けになると長いこと考えてきました。解体は私が Spencer から借りた言葉で，進化の過程の逆を意味します。この主題は長年にわたって研究されてきました。ほぼ半世紀前，Laycock は反射作用の理論を脳に適用しました。Sir Charles Bell は酩酊の程度について述べる際に，Baillarger は失語の考察にあたって，随意性 the voluntary から自動性 the automatic への退行が見られることを指摘しています。故 Anstie 医師の研究[注1] は 神経系の病気を解体の見本と見做した点で，解体という言葉こそ使っていませんが，神経系の病気の研究に関するすべての寄与のなかでおそらく最も価値のあるものです。私はまた，Ross, Ribot, および Mercier が同じ方向で行なった，最も価値があり，きわめて独創的な業績に多大な尊敬の念を抱いています。Hitzig と Ferrier の優れた業績は，彼らのその他の著明な業績

とともに，神経系の進化と解体の理論を支持するのにあずかって価値があります。これと関連して，Sharkey 医師の脳の局在に関する最近の価値のある論文に多大の敬意を払いたいと思います。

注1) Stimulants and Narcotics.

　これからできるだけ速やかに解体の説明に入りたいと思いますが，まず必要な序論をごく短くお話しします。私は Herbert Spencer が特に強調した重要な要因にはしばらく触れないで，進化と解体の最も特徴的な側面だけを述べることにします。残念ながら時間の関係で，大切なことを省略してお話しなければなりません。私が負うところのきわめて大きい Spencer を，私がいま試みている彼の理論，しかもその一部分に限られた応用によって判断してはなりません。また，この講義で私がいろいろな通俗語を使うこと許していただかなければなりません。「最も随意的」"most voluntary" は専門用語的な響きがしますが，「最も自動的」"most automatic" と対照的に用いられると通俗語であり，やがて後に廃棄されるでしょう。また，私は省略をしていることを認めなければなりません。私の話の大部分は，小脳系のすべての領域を無視して，大脳系だけに限られていますから。差し当り，私は精神の状態 mental state と神経の状態 nervous state の間に実際に存在する絶対的な区別には触れないことにします。

　まず，進化，とくにこの過程の最も際立った部分だけを取りあげますと，それはある特定の順序での上行性発展であると私は確信します。それぞれ視点は違うけれども，ほとんど同一のことを意味する私の主張は次の三つです。1．進化とは最も多い組織化から最も少ない組織化への道程 a passage from the most arganized to the least organized であり，換言すれば，最低次のよく組織化された中枢から，最高次の最も少なく組織化された中枢へ上行する道程です。別の言い方をすると，この過程は生まれた時にすでに比較的よく組織化されている中枢が，一生を通じて絶えず組織化を続ける最高次中枢に上行する道程です。2．進化とは 最も単純なものから最も複雑なものへの道程 a passage from the most simple to the most complex であり，最低次中枢から最高次中枢への道程です。最も複雑で，且つ同時に最も少なく組織化されている中枢という言い方をしても全く矛盾はありません。中枢が二つの感覚要素と二つの運動要素のみから構成されると仮定しましょう。感覚要素と運動要素がうまく結合して，感覚要素から運動要素に容易に「神経流が流れる」"currents flow" ならば，この中枢ははなはだ単純なものであるけれども，よく組織化されているということができます。他方，四つの感覚要素と四つの運動要素からなる中枢を想定すると，そこでは感覚要素と運動要素の結合は不十分で，神経流は多くの抵抗を受けます。この中枢はさきのものより二倍複雑ですが，組織化は半分だけということになります。3．進化とは最も自動的なものから最も随意的なものへの道程 a passage from most automatic to the most voluntary です。得られた三重の結論は，神経系進化のクライマックスであり，且つまた，「心の器官」"organ of mind"，あるいは意識の身体的基盤を構成する最高中枢は最も少なく組織化され，最も複雑で，最も随意的であるということであります。以上が神経系を「統合する」"put together" 積極的過程，すなわち，進化の話です。これから，消極的過程，「分解すること」"the taking it to pieces"，すなわち，解体の話に入ります。

　解体はいまお話しした進化の過程の逆でありますから，このことについてあまり詳しく述べる必要はないでしょう。解体は発達と逆の過程です。

それは最も少なく組織化され，最も複雑で，最も随意的なものから，最も組織化され，最も単純で，最も自動的なもののほうへという順序での「分解すること」"the taking it pieces" なのです。私は「ほうへ」"towards" という言葉を使っていますが，これは解体が最も単純なものにまで及んでこれを取り込むようになり，解体が全面的であれば，結果は死であるからです。しかし，この講義では全面的解体については述べません。解体が部分的であると，あらゆる場合，その状態は二重性 duplex を呈します。神経系の病気の症候学は二重構造 a double condition であり，すべての場合，陰性要素 negative element があり，陽性要素 positive element があります。進化は全面的に逆行するのではなく，進化のあるレベル残存します。従って，「解体を蒙る」"to undergo dissolution" という表現は「進化のより低次のレベルへの退行」"to be reduced to a lower level of evolution" と全く同義なのです。もう少し敷衍すると，最も少なく組織化され，最も複雑で，最も随意的なものの喪失は，より多く組織化され，より単純で，より自動的なものの残存を意味します。これは必ずしもわかり切ったこと，自明の理ではありません。たとえそうだとしても，それはしばしば見逃されている事柄です。神経系の病気は狂気の症状を生ずるといわれています。しかし，私は神経系の病気は解体に対応して陰性の精神症状を惹起するだけであり，すべての手のこんだ陽性の精神症状（錯覚，幻覚，妄想，突飛な行動）は病理学的過程に侵されなかった神経要素の活動の所産であり，残存する進化の低次レベルの活動中に起こるものと考えています。この原則は別の見地から，もっとわかりやすく説明することができます。今度は健康から出発して，各人の正常な思考と行動は，その人の最高中枢の最上層 the topmost layer，あるいは進化の正常な最高レベルと私たちが呼ぶことのできるものの最適な状態の生き残り，適者生存 survivals of the fittest states である，あるいは意味するということを主張します。いま，病気によって進化の正常な最高レベル（最上層）が機能喪失に陥ったと仮定しましょう。これが患者の狂気という陰性症状が対応する解体です。彼の陽性精神症状はやはり彼の最適な状態の存続，適者生存であり，より低次の，しかし，その時点での最高の進化のレベルの存続であると私は主張します。狂気の人たちの最も不条理な考えや最も突飛な行動は，彼らの最適な状態の存続（適者生存）なのです。私は「最適」"fittest" とは言いますが「最良」"best" とは言いません。これに関連して，進化論者は良いか悪いか good or bad を問題することはありません。狂気の人が彼の幻想と私たちが見做すことを確信しているからといって不思議に思うことはありません。それらは彼の認知 perceptions だからです。彼の持つ幻想などの症状は，病気によって引き起こされたのではなく，彼に遺されたもの（疾患から免れたもの），その時点での彼の存在の総体の活動の所産です。彼の幻想などの症状は，彼の心そのものなのです。

　以上の短い描写に続いて，難点と思われることを述べることにします。診療の実際で，進化の正反対だと推定できるような解体の事例に遭遇することはめったにありません。しかし，ほぼ反対の事例にはしばしば出くわします。私は起こり得る困難を解消するように努めるつもりです。私たちは解体の事例に二つの大きな区分，均一解体 uniform dissolution と局所解体 local dissolution を設けます。均一解体では神経系全体が同一の条件，あるいは悪影響のもとに置かれ，神経系全体の進化が比較的均等に逆行します。これらの事例では神経系全体が「退行」"reduce" しますが，異なる中枢がすべて一様に侵されるわけではありせん。有害物質，たとえばアルコールが神経系に侵入すると，そのすべての部分に流入しますが，最高中枢は組織化が最も少ないので，まず一番最初に，そして最も著しく「参っ

て」"give out" しまいます。中等中枢はより多く組織化されていますから，より長く抵抗します。最低中枢はさらに一層よく組織化されていますから，最も長く抵抗します。呼吸および循環を司る最低中枢が最高中枢と同様に抵抗しなくなると，よく見られるアルコールによる死に至ることになります。以上に述べたこは別の見方をすると，均一解体の進行は「複合序列」"compound order" に従うと言うことができます。解体の三つの段階を最高階層 highest, 中等階層 middle, および最低階層 lowest の頭文字 h, m, l を用いて，おおまかに次のように表すことにします。第1段階，すなわち，解体の深度の第1段階は h として，第2段階は $h2 + m$ として，第3段階は $h3 + m2 + l$ として複合的に記号化することができます。これから先，均一解体の事例で，中等および最低中枢の関与に触れることはないでしょうが，解体が複合序列で行なわれることを認識しておくことは，局在に関する考えを明確にするために，とくに最も大切です。

　次の区分は局所的解体です。明らかに，神経系のある一部分の病気は神経系全体の進化の逆行ではありえません。私たちが予期できるすべては進化の局所的逆行であり，随意性から自動性への順序で，病んでいる部分の代表する機能に喪失が起こるだろうということです。結局，均一解体について述べたことの繰り返しになりますが，すべての最も随意的なものからすべての最も自動的なものへの退行が予想できるのは，解体が高次中枢のすべての部分に起こるときだけに限られます。解体は色々な意味で局所的です。病気は一側性，もしくは両側性に，いかなる進化のレベルにも起こり得ます。主として感覚性要素を侵す場合もあるし，運動性要素を侵す場合もあります。最高中枢に局所的解体が起こることについては，特に強調して述べておきたいと思います。狂気のすべての事例で，最高中枢が病んでいることを認めなければならないでしょう。狂気には異なった種類，

程度，例えば進行麻痺 general paralysis とメランコリアがありますから，当然，二つの病気で，最高中枢の侵される領域が異なることになります。狂気の異なった種類は，最高中枢の異なった局所解体なのです。

　ここで，解体の見本をお目にかけましょう。ただし，私たちが莫大な臨床的知識を持っている疾患のすべてが解体の法則を例示できることを示さないで，最も明確に説明できる事例だけを選択したことを告白しておきます。私はきわめてありふれた事例，あるいは，病理がすでに明らかになっている事例を取り上げます。それらは中枢神経系の頂点から最低部までの，種々のレベルの病気による事例です。その大部分は局所解体の見本です。

　1．中枢神経系の最下部からはじめると，その最初の例は進行性筋萎縮の最も普通にみられる変種です。この場合には，萎縮が最も随意的な肢体である腕から始まります。萎縮はまず，腕の最も随意的な部分である手，ことに手の最も随意的な部分である指から始まり，それから躯幹，一般的に言うとより自動的な部分にひろがります。この場合，進化の低次のレベルに言及することは，無益なきまり文句を述べるのと変わりがありません。手の筋だけが萎縮する段階では，第1あるいは第2背部前角の萎縮がみられます。より低次の進化のレベルは，腕の筋を支配するより高次の前角で構成されます。この言明は，より高い，より低い higher and lower が，解剖学的－生理学的なより高い，より低いを意味することを明確に示した点で評価できます。

　2．もう少し高い段階の解体が，脳の中央部の神経組織の破壊による半身麻痺です。半身麻痺の最も普通の形では，身体半側の最も随意的な運動の喪失が起きます。多分に随意的である腕が，より強く，より長く麻痺します。また，顔面の最も随意的な部分が，その他の部分よりも強く侵されます。ここで，とくに進化のより低いレベルの残存について述べておかね

ばなりません。厳密には副行性且つより低次 collateral and lower というべきですが。一側性運動（より随意的）が失われても，より自動的な運動（両側性）は残存することに私たちは留意します。だいぶ以前，この事実は Broadbent によって記載，説明され，その後の臨床研究は彼の仮説を裏付けています。要点は，両側性運動は半身麻痺の場合，それらを代表する神経構造の破壊にもかかわらず，支障をきたさないということです。運動は二重に，すなわち，左右の各大脳半球において代表されています。半身麻痺は解体の明瞭な事例であり，より自動的な運動を残した身体一側の最も随意的な運動の消失であります。

　3．次の見本は振顫麻痺です。この病気の患部に関する憶測は別として，この運動の障害は解体の好例です。ほとんどの症例で振顫は最初に腕に起こり，手，とくに親指と人差指に始まります。運動の障害は，この病気では両側性となります。進行した段階では振顫麻痺は硬直を伴った重複半身麻痺を呈します。すなわち，両側性解体 two-sided dissolution です。

　4．次に，疑いもなく脳の中央領域（中等運動中枢）の病気に基づくてんかん様発作について述べます。最もしばしば見られる発作では，けいれんはもっぱら腕で起こり，ほとんど常に手，最もしばしば親指もしくは人差指，あるいは双方で始まります。親指と人差指は全身のなかで最も随意的な部分です。

　5．〔次の見本はてんかん様発作後の一過性麻痺です。〕

　6．舞踏病は四肢（最も随意的な部分）が躯幹（最も自動化された部分）よりも強く侵される病気であり，腕（最も随意的な四肢）が足よりも強く侵されます。この病気の局在はまだ明らかにされていません。しかし，症候学的にはそれが解体であることを例証しています。舞踏病には私は特に関心があります。その運動が著しく精緻で複雑であることは「地位の高い」

"high up" 病気であり，高い進化のレベルの病気であることを示しています．20 年前，舞踏病のこの特殊性の考察から，私は若干の脳回が運動を代表することに思い至りました．これは，それ以来私が抱き続けている考えです．

7．失語．失語は色々な点で解体の原理をよく例示しています．完全な言葉の喪失の事例を考えてみましょう．(a) 知的（より随意的）言語は喪失しますが，情緒的（より自動化的）言語は残存します．詳しく述べると，患者は話すことができず，パントマイムもごく簡単なものだけに限られますが，しかし，その一方で彼は笑い，顔をしかめ，声の調子を変えることも（時には歌うことも）でき，病前と同じように身振りをします．情緒的表現である身振りは，知的言語の一部であるパントマイムと区別しなければなりません．(b) それ以外には，全く言葉の無い患者に「はい」と「いいえ」"yes" and "no" がしばしば残存する事実にはきわめて重要な意味があります．患者はすべての言語的表現のなかで最も自動的な「はい」と「いいえ」の二つを除いて全く言葉を失っているのです．「はい」と「いいえ」は，ある陳述に対する同意もしくは異議であるところから，明らかに最も普遍的です．それらがしばしば用いられる結果，関連する神経構造は高度に組織化され，またその結果として，それらは著しく自動化されます．(c) さらに一層重要な例示は，患者が一言も喋れないのに私たちの言うことをすべて理解することです．これは，語の最も随意的な使用は失われても，そのより自動的な使用は残存することを示しています．私たちはその例示をあちこちで見かけます．(d) 失語者が「いいえ」と言う場合，三つの程度があります．ある患者はそれをただ情緒的にのみ使います．すなわち，最も自動的な使用です．別の患者はいいえと正しく答えることができます．すなわち，より少なく自動的ですが，しかし，なお多分に自動的な

使用です（そこにはある程度の実際の言葉があります）。ある失語者には不可能な，もっと高度な「いいえ」の使用があります。質問に対して「いいえ」と答えることのできる患者は「いいえ」と言えといわれた場合にはそう言うことができません。患者に「あなたの名前はジョーンズですか」と質問した場合には「いいえ」と答えますが，「いいえ」"no" と言ってごらんと命じた場合には，言おうと試みますが失敗します。命令されて「いいえ」と言えないことが言語の故障だとは断言できないのに対して，質問ではこの言葉を用いる能力が残存することから，この不可能が解体の例証であることを確言できます。(e) 話すことのできない患者は，そうするようにと言われて舌を出すことができません。彼が何を要求されているかを知っていることは，時として，それを出しやすくするために，指を口に入れることでわかります。舌が通常の意味で麻痺していないことは容易に証明できます。患者はよく飲みこむことができます。もし舌が，「見かけほど」"it pretend to be" ひどく麻痺していれば，それは不可能です。さらに別の事例では，患者は，例えばパン屑を取るために舌を出します。すなわち，より自動的な状態への退行が見られます。命令による提舌以上に随意的な舌の運動はありません。

〔演者はこの後，失語者の誓い，その他無邪気な叫びについて述べ，これらの発語のなかには複雑な命題的構造 propositional structure は具えているが，命題的価値 propositional value のないものがあることに注目している。失語の患者は，興奮した際にはうまく口から出た言葉を繰り返すことができない。さらに続いて，失語者に見られる「わたしのところに来て」"Come on to me" のような，ある種の反復発語の残存について述べている。これらは，失語者の口から出ているが，何ら命題的価値がないから談話ではない。演者はこれらについて説明

をしていないが，反復発語は発病時に患者が発したか，あるいは発しようとした言葉であるという仮説を述べている。〕

8．これまで私は神経系の半分だけの，異なったレベルに起こる局所解体について述べました。続いて，最高中枢の均一解体をお話しします。すなわち，最高中枢のすべての領域が同一の悪影響を蒙っている事例です。そのために私は狂気の事例を選ぶことにします。こうすることによって，私は神経系のあらゆる病気のうちで最も難解な病気 the most difficult of all nervous diseases を取り上げることになります。狂気の事例が解体の原則を例証することを一々細かく示すのは難しいことを承知していますが，これらの最も複雑な事例のうちの最も単純なものを選択することによって，この単純な事例か解体を一般論としても実証することを明白に呈示できると思います。きわめて卑近な実例を挙げることにします。すなわち，急性の非大脳性の病気 non-cerebral disease に見られる譫妄 delirium です。これは科学的に見れば狂気の事例です。この場合，他のすべての狂気と同様に，解体だけではなく残存する進化のより低いレベルを，等しく考慮に入れることが絶対に必要です。患者の状態はある部分陰性で，ある部分陽性です。陰性の部分では，彼は病院にいることの認知を停止し，彼のまわりの人たちを見分けません。別の言葉で言うと，彼は周囲を見失い，意識が不完全になっているのです。彼の意識は欠損しているのだから，彼は自分はどこにいるか知らないと言うべきではありません。どこにいるのか知らないのは，意識の欠損そのものなのです。陰性精神状態は，身体面では，彼の最高中枢の最高の神経構造に何らかの原因で生じた疲憊，機能喪失を意味します。私たちは便宜的にそれは最高中枢の最上層の機能喪失を示すと言うことにします。もちろん，誰も最高中枢，あるいは他のどの中

枢も，層に分かれているとは思っていません。しかし，この仮定は説明をわかりやすくします。彼の状態の他の半分は陽性です。知らないこと not knowings と並んで，誤って知ること wrong knowings があります。彼は自分が自宅にいる，あるいは仕事をしていると想像して，それに相応しいようにできるだけの行動をとります。彼の看護婦を看護婦として認知することを止めて，彼の妻だと思い込みます。この状態の陽性の部分は，彼の最高中枢の第2層の活動を示します。しかし，正常な最上層が機能を失ったので，第2層がその時点での最高の層なのです。ですから彼の譫妄は，その時点での進化の最高のレベルの「適者生存」にほかなりません。明らかに，彼はより自動的な状態に退行しています。最高の，最も後に発達し，最も少なく組織化された階層の機能が失われ，現在の「現実的な」"real" 環境が存在しなくなった結果（陰性），彼は過去の「観念的」"ideal" な環境に適応しているかのように話し，行動します（陽性）。私はここで誤解を避けるために，以上に述べた八つの例示について一般的な注意を述べておきます。まず確認しておきたいのは，8事例のそれぞれが異なった解体であることです。はっきりしていることは，それぞれが病気に侵された中枢，あるいはその一部が代表する機能に起こる，随意的から自動的に向かう退行であることを示しているということです。もし両極端の事例として，進行性筋萎縮と狂気（急性非大脳疾患の際の譫妄）を挙げると，両者はより自動的な状態への退行という点で相似だと言えます。同時にまた，両者は病気で侵される神経系の部位を著しく異にする点で似ていないとも言えます。

　私はこれまで神経の状態と精神の状態の区別をほとんど無視してきました。いま，もし狂気をただ単に一連の精神現象として把握するだけにとどめるならば，これをただ単に一連の身体現象である進行性筋萎縮と比較し

たり，対比したりすることはばかげたことにちがいありません。しかし，もし狂気，すなわち「心の病気」"disease of the mind"が一連の精神現象として表出される最高神経中枢の病気であることが医学的に理解されるならば，そのことに何の困難もあり得ません。私たちは最高中枢の病気を筋の萎縮として現われる前角（最低中枢）の病気と比較対照します。しかし，このことは容認するとして，これら二つの病気には大きな差異があり，どんな根拠からも比較したり，対照したりすることは軽率の誹りを免れません。もっとも，どちらも中枢神経系の病的な侵害であることは誰も否定しないでしょう。このことを認めたうえで，両者の顕著な相違を主張する人たちに対する返答は，進行性筋萎縮の損傷は中枢神経系の最低部に，狂気のそれは中枢神経系の最高部に位置するということです。中枢神経系では，二つの損傷はこれ以上離れることはできません。なお，解体の原則に基づく分類は真実ではあっても実用的価値はない，進行性筋萎縮から狂気に至る上行性系列を作っても実際の役に立たない，進行性筋萎縮は最低レベルの一小部分のより自動的な状態への退行だということを示してみても実際の役には立たない，半身麻痺はより高次の階層のやや広い規模の退行であり，狂気は最高レベルの最も広い規模の退行であることを示しても役に立たない，この種の作業が徹底的に行なわれたとしてもやりがいのある仕事ではない，などと言う人があるかもしれません。このような分類には直接の価値はないかもしれませんが，しかし，私は臨床目的のためには大きな間接的価値があると敢えて言いたいのです。私たちは私たちの職業上二種類の分類を必要とします。二つの分類の効用は容易に説明されます。植物の分類に，農夫の実地上の必要からの分類，というより厳密に言えば整理 arrangement と，生物学の進歩のための植物学者の植物の分類の二種類があります。私は前述の根拠に基づいて進行性筋萎縮と狂気を一つに

まとめて分類することは，竹を雑草と一緒にして分類し，コタニワタリ（シダの一種）を植物学者の植物園のヘゴ科シダの同類として分類するのと同様何の不都合もないはずです。このような植物の分類は農場や家庭の菜園には不向きでしょうし，神経系の病気の解体の原則に基づいた分類も癲狂院や病院の病棟では不適切かもしれません。しかし私はこれ以外に，狂気，すなわち最高中枢の病気を神経系の非精神的病気，すなわちより低次の中枢の病気と比較して研究するための拠り所を知りません。

　次に解体の深度 depth of dissolution についてお話ししましょう。解体の深度が深ければ深いほど残存する進化のレベルは浅くなります。内包の損傷による半身麻痺では，損傷の重さによって三つの程度あるいは深度が区別（もちろん三つの程度の区別は恣意的ですが）されます。第一の程度では顔，腕，次いで足の麻痺，第二の程度ではこれらの部分のさらに強い麻痺，これに加えて麻痺の範囲の拡大が見られます。患者の頭と眼は麻痺側と反対の方に回転します。ここに私が「複合序列」"compound order"と呼んでいる現象が見られます。二つの程度の違いは，第二の程度では麻痺が一層強いことだけではなく，また麻痺の範囲が一層広いだけではなく，それらの両方が見られることにあります。第一の程度で見られた麻痺部位の麻痺の程度はさらに一層強くなり，麻痺の範囲も第一の程度のそれを越えて広がります。損傷が重症になるにつれて，複合順序に従ってこのように麻痺の程度が増加するのを説明する，局在に関する適切な原理が必要です。半身麻痺の第三の程度になると，これをもっと適切に言うと，半身麻痺を越えて全身の無動 universal immobility が起こります。この程度になると患者は意識を失ってしまいます。この意識の喪失こそ，何故患者が麻痺のない反対側，すなわち「第二の」"second" 身体側を動かさないか，その理由を説明するといってよいでしょう。私は後で，物質的状態は

精神状態からは解明できないことを示すつもりです。ここで，身体両側のすべての部位は脳のおのおのの半球に代表されているという，私が長いこと抱いてきた意見を支持する証拠を提出しようと思います。私の考えはすでに述べた Broadbent の仮説の単なる拡張です。私の仮定は，両側性に働く筋はほぼ平等に両側おのおのの脳半球に代表されているのに対して，両側の手足は著しく不平等に両側おのおのの脳半球に代表されているということです。少なくとも身体の両側の若干の部位は両側おのおのに代表されているということの証拠は，一側の内包の陰性病巣に起因して脊髄の両側に下降する神経繊維の消耗が生ずることです。てんかん様発作の程度もまた解体の深度がさまざまあることを例示します。その程度は，例をあげれば，親指と人差指の攣縮から全般性けいれん[注2] までさまざまです。これらの程度が複合性であることはきわめて明らかです。発作の第一段階では，大雑把に言えば，腕が少し侵され，第二段階では，腕がやや強く，顔が少し侵され，第三段階では腕が最も強く，顔はやや強く，足は少し侵されます。この伝播の複合序列は，適切な局在の理論で説明しなければなりませんが，次のように記号化することができます。すなわち，第一段階 a, 第二段階 a2 + f，第三段階 a 3 + f2 + 1という具合です。なお，これらを越える解体の深度の段階として全般けいれんがあります。これらの事例は身体の両側が脳のおのおのの半球に代表されていることの証拠を提供します。Franck と Pitres[注3] の実験は，最も重要な方法でこの重複代表 double representetion の疑問に応えています。犬の両側大脳半球のいわゆる運動領域を暴露した後，彼らは一側半球の運動領域を除去して，無傷の半球（左側）の「腕中枢」"arm-centre" の感応電流刺激により全般性けいれんが起きることを見いだしました。彼らはまた，攣縮が特殊な順序で，右の腕，右の足，左の足，左の腕という順序で起こることを発見しま

した。これも身体の両側が両側脳半球のおのおのに代表されていること，それらが両側脳半球のおのおのに異なって代表されていることの証拠のように思われます。さきに私がその観察を引用した優れたフランスの医師たちは，「大脳から発作がはじまり，橋，延髄，および脊髄はそれを全般化する」"le cerveau commence l'attaque, la protuberance, le bulbe et la moelle la generalilsent" と考えていることをここであげておきたいと思います。そうだとすると，身体のすべての部分の運動は，完全に代表されていないとしても，脳の各半球の支配のもとに置かれていることの証明が得られたことになります。このことは進化と解体の理論にとってきわめて重要です。私の理解するところでは，その証拠は脳の各半球の中等運動中枢（この部位に始まる発射はてんかん様発作を惹起します）が身体両側の運動を代表するということです。その他の事実は最高運動中枢はより複雑な結合で，中等運動中枢がより単純な結合で代表したすべての運動を再代表 re-represent することを示すものと私は考えます。これらのより進化した中枢に始まる発射が，てんかん様発作 epiletiform seizure よりもいわば「より進化したけいれん」"more evolved convulsion" であるてんかん発作 epileptic seizure を惹起するのです。

注2) 進化の最高レベルの中枢の部分から始まる発射によると私が考えているてんかん発作について述べているのではない。きわめて限局したてんかん様発作を長いこと起こしてきた人は遂に同じように始まって全般化する発作を呈するようになる。しかし，これはてんかん発作ではなく，重症になったてんかん様発作である。

注3) Arch. de Phys., 15 Aout, 1883, No.6.

〔この講義の残りでは解体の深度と残存する進化の浅さ，病気の二重症候学 dual symptomatology を説明するために，多くの程度を異にする失語が例示された。「話すことの欠陥」"defect of speech" を持った患者の発する誤った語は健康な神経構造の活動に負うのに対して，病気はただ患者が正しい語を言わないことに責任があるだけである。「話すことの欠陥」の事例と，ただ「いいえ」"No" しか言えない失語の事例を比較すると，(1) 陰性，前者における正しい語を言うことの不能と，後者における「話の無いこと speech-lessness」，(2) 陽性，前者における誤った語の乱発と後者における「はい」"Yes" と「いいえ」"No" だけの残存ということになる。前者では，解体は軽微で進化のレベルは甚だ高く，後者では解体は深く，進化のレベルは甚だ浅い。〕

第2講

(The Lancet, April 12,1884, P. 649 − 652.)

会長ならびに会員諸君。

この講義に当然関連する問題として，進化の理論と一致する神経中枢の階層構造 hierarchy について考えていることをお話しいたします。これまで私は神経中枢を神経系の形態学的区分によって，脊髄，延髄，などというように配列してきました。いまは解剖学的‐生理学的基礎に基づいて配列しております。すなわち，特に各中枢が身体，あるいはその一部を代表する際の間接性の度合いに従って配列しています。最低運動中枢は脊髄の前角と，それより上方の運動性脳神経の神経核です。それらは最低の脊髄前角から眼筋の神経核におよんでいます。それらは最低の大脳中枢であると同時に，最低の小脳中枢でもあります。それ故に，これらの中枢の損傷はその代表する身体部位を全中枢神経系から遮断します。ただし，ここでは小脳系については触れないことにします。最低中枢は最も単純で，最も組織化された中枢です。各中枢は身体の限られた部位を間接的に代表しますが，しかし，最低運動中枢は概ね直接的です。ですから，最低運動中枢は代表 representative です。中等運動中枢は Ferrier の運動領域を構成する脳回と線状体の神経核です。これらはより複雑，より少なく組織的で，身体の広い範囲を二重，且つ間接的に代表します。ですから，それらは再

代表 re-representative です。最高運動中枢はいわゆる運動領域の脳回です。「いわゆる」といったのは，脳の前方部全体は運動性，もしくは主として運動性だと私がこれまで長いこと考えてきたからです[注1)]。このことについては，ほかの講義でもっと詳しく述べてあります。最高運動中枢は最も複雑で組織化の最も少ない中枢で，最も広い領域の運動（身体のすべての領域の運動）を，三重に間接的に代表します。それらは再再代表 re-re-representative です。中等運動中枢が低次運動中枢の代表したすべてのものを代表することは議論の余地がないでしょう。私はさらに進んで，最高運動中枢（前頭葉）は一層複雑な組合せで中等運動中枢の代表しているものを代表すると考えます。要するに，複雑さが一層強まり，代表の錯雑さが著しくなり，究極は最高運動中枢が身体のすべての部分の運動を最も特異，且つ複雑な結合で代表する，換言すれば，調整するのです。感覚中枢の体系 scheme を挙げる必要はありません。主な結論は (1) 最高（主として）感覚中枢，すなわち，Ferrier の感覚領域の後方部分が最高（主として）運動中枢，いわゆる運動領域の前方部分とともに意識の身体的基盤を形成する，(2) 意識がその人全体を精神的に代表するのと全く同様に，その解剖学的基盤（最高中枢）はその人全体を身体的に代表し，彼の身体のすべての部分の知覚と運動を代表します。旧式な言い方をすれば，最高中枢は潜在的に生体全体 the whole organism であります。意識の諸状態は全生体を代表する諸中枢の適者生存に随伴します。

[注1)] 諸事実は脳の前方部が精神の運動的側面を受け持つことを示しているようであり，後方部が感覚的側面を受け持つと推定できそうである。Brit., Med. Jour., March 6th, 1869.

私はすべての神経疾患の症候学は二重性 duplex であり，すべての事例で陰性要素があり，同時にまた陽性要素があることを度々主張してきましたが，このことを狂気の事例についてさらに明らかにしようと思います。その前に，Monro 医師が大分以前に狂気には陰性と陽性の両方の要素があることを指摘していることを述べておかなくてはなりません。しばらく前から解体の理論を用いている Mortimer-Granville 医師は「剥脱」"denudation"なる言葉を用いて，低次階層の「露出」"exposure"，すなわち，私のいう進化の低次レベルの残存に注目しています。私は科学的には狂気のある種の事例と見做し得る「てんかん後状態」"post-epileptic states"について考察を加えます。それらはいかに軽症であっても，またいかに一過性であっても，正常な精神状態からの逸脱であるからです。

　私は三つのことを提示しようと思います。その第一は軽重さまざまな程度のてんかん発作の後に種々の「深度」"depths"の解体，したがって種々の「浅さ」"shallows"の進化の残存が認められること，第二には，残存する種々の低次のレベルの神経構造の興奮性の増加が多くの事例で認められることの説明を試みたことです。この両方の試みで，かつて主として Laycock によって呈示され，また Anstie，さらには最近 Thompson Dickson によってもっと明晰に述べられている原理を適用しようと思います。三番目は，最高中枢の陰性損傷は麻痺を惹起するということです。

　てんかん患者で，発作の後に狂乱状態を呈する場合があることはよく知られています。この状態は「てんかん性マニア」"epileptic mania"と呼ばれていますが，正しくは「マニアを伴ったてんかん性意識喪失 "epileptic unconsciousness with mania"と呼ぶべきでしょう。明らかにこの状態は二重性 double で，陰性とともに陽性の要素があります。発作は終わり，患者は意識を失っていますから，身体面では最高中枢の最高神経構造，私

に言わせれば，その最高の二層の機能の喪失があるのは当然です。同時に存在するマニアは残存する進化のより低次の層，すなわち，過生理的であること以外にはまったく正常な第三層の，著しく昂進した活動の結果にほかなりません。しかし，ここで何故意識を失った者がたけり狂うのか，何故最高二層の機能の喪失に対してその次の層，すなわち，第三層の過生理的活動が生ずるのかという疑問が起こります。この疑問にきちんと対処するためには，先行するてんかん発作について述べる必要があります。

てんかん発作は，最高中枢のいずれかの部分の突然で過度な発射，すなわち，エネルギーの放出に依存します[注2]。換言すると，「生理的な爆薬」"physiological fulminate"が存在するわけです。ある種の細胞は異常な栄養によって（病的過程），次第に甚だ高い緊張，すなわち，過生理的状態である著しい不安定な状態に陥ります。すると，突然大量のエネルギーの放出が起こり，そして次第に高度の不安定な状態になります。私がとくに強調したい点は，これらの著しく不安定な細胞がそれらの代表する身体部分に「下降線」"down-ward lines"に沿って発射するだけでなく，「横線」"cross line"に沿って側方にも発射して，健康で，比較的安定な，同一階層の側副神経構造の抵抗を排除して，そこからさらに下方への発射を惹起することです。このようにして一部分は原発性の発射，大部分は健康な神経構造の続発性の発射によって，末梢に向かって莫大なエネルギー放出が起こるのです。わかりやすくするために海軍司令部，海軍の最高中枢を想像してみましょう。この司令部は24人の幕僚からなり，その一人ひとりは中級，および下級の士官を介して全海軍を掌握しています。これから次の二つのことが説明できます。(1) 最高中枢の一小部分の破壊はきわめて少ない損害をもたらすだけであるのに対して，(2) この小部分の突然で過度な発射は，間接的であるけれども，甚大な結果を引き起こします。たと

え24人の幕僚の一人がその義務を放棄したとしても，海軍全体の活動にほとんど支障がないでしょう。残りの23人の幕僚がその穴埋めをすることができるからです。これは最高中枢の一小部分の破壊によく似ています。脳の一小部分，最高中枢の一小部分が破壊されても格別の症状を呈さないことはよく知られています。代償がほぼ完全に行なわれるからです。てんかん発作に相似の事例は，24人の最高の海軍士官のうちの一人がたまたま狂気になった場合です。この場合，馬鹿げた命令を下級士官に発することによって，「下方に発射する」"discharging down-wards"ことによって，彼は広範囲の，しかしまだ軽微な障害を海軍に及ぼします。しかし，同僚に間違った助言をすることによって，「側方に発射する」"discharging collaterally"ことによって，彼は彼らが間違った命令を下級士官に発するように，「下方に発射する」"discharging down-wards"ように仕向けます。このようにして，馬鹿馬鹿しい命令の積み重ねによって海軍全体は重篤で広範な「けいれんした」"convulsed"状態に陥ります。彼らの同僚の一人を失った場合，この損失を代償するために一層働く必要のある士官たちはその限界を超えた過度の協力をすることを強いられます。「過度の協力」"cooperation in excess"という言葉についてとくに注目して頂きたいと思います。それは，いわば逆転した代償であり，両者いずれも局在の見地から綿密に考察する必要があります。

[注2] ここではてんかん様発作について述べているのではないことを明らかにしておかなければならない。それらは中等中枢，いわゆる運動領域，進化のより低次の中枢の突然で過度な発射に依存する。

　この辺で，発作が終った後の状態の話に移りましょう。てんかん性マニ

アは通常のてんかん発作の最中、もしくはむしろその代理として起きるというのがごく一般的な考えです。さらに、私がこれからお話しようと思っているてんかん発射の結果、というより発作の後に残る解体の第一の深度は、大方の医師によっててんかん発作の一部とみなされております。私はこのような説を承認するわけにはいきませんが、たとえこの説が立証されたとしても、てんかん性マニアが解体の例示であることには変わりがなく、このことは別の過程で実証されるにちがいありません。私はここで反対の仮説を提出します。そして、それが事実と合致するか否かは、お聞き頂いている皆さんの判断に委ねたいと思います[注3]。

　私の考えるところでは、てんかん発作の突然で過多な発射は、発作中の過多なエネルギーの流れを伝達する神経回路の疲憊を惹起します。これを単純な事例であるてんかん様発作によって説明しましょう。ある人が左足のけいれんを起こして、その後その足の一過性麻痺を惹起したとします。この場合、脳の右中央部の皮質（中等運動中枢）の一部に病気、たとえば腫瘍が存在することについては異論がないでしょう。外部の事象が過多なのですから、それに対応する内部の事象、すなわち、腫瘍の近傍の神経細胞の発射が過多であるのは明らかです。さらに、中枢の発射、すなわち、内部の「爆発」"explosions" が、原発的および続発的に外部の筋群を「とりこむ」"get at" ためには、発生した神経興奮の流れが特定の経路を伝わらなければなりません。すなわち、神経興奮の流れは内包を経て反対側脊髄側索を下降して、次に前角（最低中枢）を圧倒してこれを発射させ、最後に末梢神経を経由して筋群をまきこみます。発射する皮質からけいれんする筋群に至るまで過多な活動が存在します。一過性のてんかん様発作後麻痺[注4]を示唆する説明（Todd と Alexander Robertson）はてんかん様発作の際の中枢の神経繊維の過度な「行使」"exercise" の後、それら

は暫時疲憊に陥るということにあります。この仮説の確証は，膝蓋腱反射の昂進，足間代[注5]がてんかん様発作後麻痺の際に観察される症例があることから得られるように思われます。Beevor はてんかん発作でも同様な事実を見いだしています[注6]。もう一つの証明は実験的なものです。その優れて科学的な業績に対して私が敬意を惜しまない Franck と Pitre は犬の実験で，てんかん様けいれん後，人為的発射を起こした皮質の部位はしばらく刺激に無反応であることを見いだしています[注7]。

[注3] 私が代理の原則を承認し，てんかん発作に代わって「精神病」"psychoses"が起こる と信じているかのように言われているが，実際のところ，このような原則はまったく認めていない。とっくの昔にこの原則は放棄された。私はてんかんの患者に精神的であれ，身体的であれ，あらゆるこみいった elaborate 状態が発作に伴って起こり得ると考えている。私の報告（West Riding Asylum Report, vol.5,1875）の題名「てんかん発作後の一過性精神障害について」"On temporary mental disorders after epileptic paroxims"がこのことを示している。
[注4] このような発作の後の麻痺についての大変貴重な報告が Dutil によって発表されている（Revue de Médicine,March,1883）。
[注5] 私はこの種の症例を「左足にはじまるてんかん様けいれん後に見られた足間代および 膝蓋腱反射昂進を伴う一過性左半身麻痺の一例について」(the Medical Times and Gazette, 12th,1881) で報告した。
[注6] 私はこれらの「反射」"reflexes"の昂進は大脳の制止作用の除去の結果としての抑制の喪失，前角（最低中枢）の過度活動によるものと考えている。私は現在のところ，私が前掲論文で主張した脊髄側索のみならず，Gowers が言うように，脊髄の制止中枢それ自体の疲弊が関与するとするのが一層妥当だと思っている。Westphal や Gowers はある種のてんかん発作後に膝蓋腱反射の一過性

喪失が見られることを指摘している。Gowersはこれらの場合は腰髄神経核の疲弊のためであり，その程度が膝蓋腱反射の場合よりも深刻であるからだと考えている。

注7) "Ce phénomène de l'épuisement cortical consécutif aux accès d'épilepsie partielle est trés facile à constater." MM.Francois-Franck et A. Pitres, Archives de Physiologie, Août 15th, 1883, No.6.

以上に述べたことの総括は次のようです。すなわち，中等運動中枢の突然で過多な発射，すなわち，突然で過多なエネルギーの放出は，続発的に活動した他の領域の疲弊を伴う巨大な活動を惹起します。「発射損傷」 "discharging lesion" の細胞の消耗 running down，すなわち，エネルギーの喪失のほかになお，続発性発射を惹起した領域の消耗，さらには原発性および続発性発射に関与した中枢の神経繊維の疲憊によるきわめて広範な陰性状態が起こります。

ToddとRobertsonの仮説を最高中枢に適用すると，てんかん発作の後，その重さの程度に応じてこれらの最高中枢のいくつかの「層」"layers" の疲憊が起こることになります。その際，中等中枢および脊髄側索の繊維，時としては最低中枢にも疲憊が生ずるように思われます。まさに複合序列 compound order の見本です。疲憊の下方へのひろがりの範囲は発射の強さの程度に依存しますが，その他の要因もその範囲を決めるのに関係があることに留意する必要があり，中枢が低次であればあるほどより組織化され，抵抗が強く，従ってより速やかに回復します。低次の中枢の関与は無視してよいと思います。話をてんかん性マニアに戻すと，最高中枢の高次の二つの層の疲憊は全くの陰性状態ですから，明らかに，マニアという超陽性状態 super-positive state の原因ではあり得ません。無は有の原因で

はあり得ません（Nothing cannot be the cause of something）。繰り返しますが，マニア的行動は過生理的活動以外には全く正常な神経構造の，残存する進化の低次のレベル，すなわち第三層の活動の結果だと考えられます。それは神経系進化の低次，ただしこの時点では最高次の層の適者生存の表現なのです。その意味するところをもっと明らかにするために，疲憊の三つの程度について，さまざまな程度のてんかん発射によって生じた解体の三つの深度が増加することについて，またこれに対応して進化の三つの浅さが減退することについて述べる必要があります。第一の深度 First depth：最高層の解体の徴候として意識の欠損が見られます。それとともに，第二層の活動の昂進の徴候としてある種の想念が出現します。この場合の二重性 double condition は夢を伴った通常の睡眠にほぼ類似しています。第二の深度 Second depth：最高層と第二層解体の徴候としていわゆる意識の喪失が見られます。それとともに多少ともこみいった行動（その一例がてんかん発作後マニア）が第三層の活動の増加の徴候として認められます。この場合の二重性は夢中遊行 somnambulism を伴う睡眠に類似しています。第三の深度 Third deth：第一，第二，および第三層の解体の徴候として昏睡 coma が見られますが，呼吸および循環のような生命機能だけは第四層の活動の保持の徴候として維持されます。この場合の二重性は深い熟睡，すなわち，いわゆる夢のない睡眠に類似しています。

　いま述べた見解が残存する進化の低次のレベル，この場合には最高レベルですが，それはいずれの場合でも最高中枢の一部分であることを意味することが明らかになるでしょう。このことは第一の深度では明瞭です。第二の深度については，進化の低次のレベルは中等中枢で構成されると主張されるかもしれません。これらの中枢，それに続いて最低中枢が活動することはもちろんのことです。しかし私の考えでは，それらは最高中枢の残

存する部分から活動に駆り立てられるのです。第三の深度でも，進化の低次のレベル，この場合には最高次のレベルですが，それは最高中枢に存在すと私は考えていますが，この考えに固執するものではありません。強調しておきたい一つのことは，これらの解体の深度のいずれにおいても，陰性要素があり，陽性要素があること，そしてしばしば超陽性要素があるということです。てんかん後マニアは陽性要素のみから命名されたものであり，てんかん性昏睡は陰性要素のみから命名されたものであるなど，慣用の命名法が不備であることに注目する必要があります。解体の増加する三つの深度の徴候として，意識の欠損から，喪失をへて昏睡にいたる陰性状態の増加する程度 increasing degrees があるとともに，残存する進化の三つの増加する浅さの徴候として，想念の生起からこみいった行動をへて単なる生命機能の維持にいたる陽性状態の減退する程度 decreasing degrees が区別されます（後でこれについて重要な補足を述べることにします）。

〔続いて第一の深度について述べられている。想念の生起 ideation ，すなわち「夢様状態」"dreamy state" は「知的前兆」"intellectual aura" と通常呼ばれ，ほとんどすべての医師によって発作の一部分と見做されてきた。「夢様状態」にしばしば噛む，味見をする，唾を吐くなどの味覚中枢の興奮を意味するように思われる運動が伴うことがとくに注目された。〕

　第二の深度：発作は強烈で疲憊も深刻です。想念の生起はなく，回復の際何も覚えていませんが，行動だけはあります。実際には第二の深度はさらにその程度によって細かく区別する必要があります。疑いもなく第一，第三の解体の深度についてその必要があります。これに対応して，残存す

る進化の低次のレベルにも程度を分ける必要があります。第二の深度について言うと、その複雑さにおいてさまざまな程度の行動が見られます。すなわち、夕食時に起こったてんかん発作後、無意識のうちに釣り竿の巻き車から釣り糸を引抜き、結び目を解き、ポケットから釣り針を取出し、それを取り付け、餌を付ける（これをすべてパントマイムのように行ないます）といった、ある漁師のきわめて複雑でこみいった行動から、床に寝そべるといった行動の名に値しないようなものにいたるまで、その程度は複雑なものから単純なものまで実にさまざまです。

〔これに続いて、てんかん患者が発作後、無意識で行なうきわめて複雑な行動についてさらに詳しく述べられた。しかし、最初に話された漁師の例だけで十分理解に資することができるだろう。〕

　この場合解体の第二の深度が存在したのであり、おおまかに言えば、患者の意識の喪失、換言すれば「周囲の喪失」being "lost to his surroundings"（食堂にいることがわからないなど）に対応して患者の最高中枢の高次の二つの層の疲憊が生じていたのです。これが陰性要素です。陽性要素もまた認められます。すなわち、残存する進化のより低次のレベル、第三層で、その活動によって彼は別の環境に適応 en rapport して、あたかも川岸にいるかのように行動します。ある事は止め、別の事は始めるといった二つの正反対の要素を解釈できない説明はどれも妥当ではありません。換言すれば、てんかん発作の後の患者の状態は発作の前の正常な状態とマイナスとプラスの両面で異なるのです。発作の直後、彼は外側は同じでも異なった人間であり、てんかん発作直後の患者は、よく言われるように「彼自身ではない」"not himself" のです。ある面では本来の彼よ

りも過小であり，別の面では本来の彼よりも過大です。

　てんかん性マニアと呼ばれる事例だけではなく，あの漁師の場合のような複雑でこみいった行動から，床に寝そべるといった単純なものに至るまでの，てんかん発作後のあらゆる程度の行動は，二つの正反対の要素が適切な仮説で説明されなければなりません。

第3講

(The Lancet, April 26, 1884, p.739 − 744.)

　会長ならびに会員諸君。
　これまで私は精神の状態と神経の状態の相違をすっかり無視してきました。これからこの問題を特別に取り上げることにします。まず，強調したいのは，Spencer が「進化の理論は，純粋に科学的な形では，その反対者が絶えず主張しているにもかかわらず，唯物論を内包するものではない」と述べているとおりだということです。彼は唯物論仮説について「全く役立たず」だと言っています。Spencer，Huxley や Tyndall を唯物論者と見なすのは，Joseph Lister 卿を消毒外科の反対者と見なすのと同様に馬鹿げたことです。Spencer は常々意識の状態と神経の状態が根本的に異なることを強調しています。その最も明快な言明は次のようです。精神の状態と神経の状態の複雑化が増加することを考察した後，Spencer は「もちろん私は物質的な過程がそのまま精神的な過程になるとは思わない。41-51, 62, 73 節で述べたように，精神と運動を同一化することは到底不可能である。私はただある種の身体的進化とそれと関連する精神的進化との間の平行関係 *Parallelism* を示すことができるだけである」[注1] と述べています。物質的なものである神経系について完全に唯物論的であることはできても，全く物質的ではないところの精神について唯物論的であること

はできません。人は身体と精神の両方を持っています。一時に一つのことという原理に従って、私はこの講義ではまず身体だけについて論及します。

注1) Psychology, vol.1., P.403.

　身体的に見ると、人は感覚-運動機構 sensori-motor mechanism です。最高中枢—精神、あるいは意識の身体的基盤—が次のような構造を持っていること、すなわち、腰髄膨大部が身体の一部に限られた比較的小範囲の領域を直接代表するのに対して、それらが無数の、種々様々な印象、身体のすべての部分の運動を間接に代表することを特に強調したいと思います。最高中枢は「精神のためのものである」という返答が返ってくるでしょう。それらが精神の身体的基盤であるという意味でそれを容認するとして、私はそれらがまた「身体のためのもの」でもあることを主張したいと思います。もし進化の理論が正しければ、すべての神経中枢は感覚-運動機構であるはずです。もしも最高中枢が低次のものと同様の構造であり、低次のものと同様に細胞と繊維から構成されるとしたら、それが低次のものと同様の機構を有すると考えるのは至極当然です。ある特定の階層で、これを進化の階層と呼ぶか否かは別として、機構の異なった中枢に突然変化が生ずるとしたら、まことに驚くべきことです。ある一つの神経系の最高中枢が低次のものよりもはるかに複雑であるということは、大きな差異ではないでしょうか。何年か前、私は、心の器官は運動と印象を代表する過程以外のいかなる「物質 substace」から作られているかということを問題にしたことがあります。それからまた、最高中枢の脳回は印象および運動について、時間と空間の下位中枢よりも一層込み入った調整を行う部分であること以外に下位中枢と異なるところがあるかを問うたことがあります。

大脳半球は運動［および感覚］経路の半球とは根本的に異なる構図で作られたと信ずるべきでしょうか[注2]。HitzigとFerrierの研究以来，脳中央部脳回（私は中等運動中枢 middle mortor center と呼んでいます）が運動を代表することが承認されています。脳のもっと前方の部分，前頭葉（私は最高運動中枢と呼んでいます）が運動を代表しないのは何故かが問われるのは当然です。実際，最近FerrierとGerald Yeo[注3]は猿の実験で，前頭葉がある種の運動を代表すること，特にすべての運動の最も代表的なもの the most representative（代表する represent という言葉の別の意味で）である眼と頭の側方への運動を代表することを結論しています。このことは多くのてんかん発作（発射が最高中枢のどこかで起こる場合）が眼と頭の一側への転回ではじまることからいって，さらにまた，てんかん発作後昏睡の多くの症例で，発作の際の転回の側から眼球のごく一過性の側方偏位が起こるという Beevor の観察を思い起こす時，いっそう重要な意味があります。Ferrier は脳前方部全体が運動性であると考え，さらにまた，彼の言葉を使うと，「精神作業とは結局のところ，単に感覚性及び運動性の実体の主観的側面にほかならない」[注4]と，これは私がこれまで長いこと主張してきたことですが，そう考える点では私と一致しますが，中等および最高運動中枢を分ける点では私と一致しません。彼は私が最高中枢と呼ぶところを単に眼と頭の運動を代表すると考え，私のように身体のすべての部分を代表するとは考えません。

[注2] St. Andrews Med. Grad. Reports, 1870.
[注3] Proceedings of the Royal Society, Jan. 24th, 1884.
[注4] Functions of the Brain.

これまで脳回が印象 impression（もしくはしばしば用いられる不正確な言い方では，知覚 sensation，あるいは知覚の結合である観念 idea）を代表することを誰も否定しなかったと信ずるがゆえに，これからの講義で，私はもっぱら運動だけについて話すことにします。もしも，最高中枢が運動を代表しないとするならば，通常のてんかん発作の現象は理解できないことになると思います。その上，私は最高中枢は印象および身体のすべての部分の運動を代表すると考えますが，ここでは印象を度外視します。この立場は色々な証拠で支持されます。

　1．てんかん発作 epileptic seizure では，意識が発作の開始時，あるいはその直後に失われますから，発射が意識の身体的基盤である最高中枢のいずれかの部分で始まるのは自明のことです。しかし，すべてのてんかん発作で発射が最高運動中枢のどこかで起きるとはかぎりません。最高運動中枢が最高感覚中枢の何処かの発射によって二次的活動にひきこまれることがありうることは疑いがありません。中央皮質領域のどこかで始まる発射によるのはてんかん発作 epileptic seizure ではなく，てんかん様発作 epileptiform seizure であることは確かだと私は思います。てんかん発作の起こり方の考察から，私は最高中枢は中等および最低中枢を介して，最も複雑に結合している生体のすべての部分を代表する，つまり再－再－代表 re-re-represent するとの結論に達したことをここに述べておきます。(a) 重症のてんかん発作では，すべての骨格筋が激しい活動におちいり，身体のすべての部分の無数の様々な運動が同時，一斉に惹起されます。(b) 軽症の事例，例えば小発作では，中枢の発射の影響は全身性ではないにしても極めて広汎に身体各部に波及します。これらの事例では，眼および手の筋の攣縮，顔面蒼白，唾液流出，発汗，循環変化（時には Moxon が主張するように心搏停止），および呼吸停止などの多彩な影響が見られ

ます。これらの軽症の発作の最中あるいはその直後に，しばしば大小便の失禁があります。小発作のなかには，さきの講義（てんかん発作で生じた解体の第一の深度）で述べた内容の豊富な精神状態，いわゆる知的前兆 intellectual aura を呈するものがありますが，これはいま言及した粗大な影響が最高中枢の異常活動の結果であることの，言ってみれば，保証にほかなりません。今述べた，「心の器官」（最高中枢）の活動に帰することを誰も躊躇しないと思われる複雑な精神状態は，私の観察したかぎりでは，てんかん様発作（中等運動中枢の発射）の最中，ないしそれに続いて起こることは決してありません。(c) さらに，てんかんの「前兆」"warning"，正しくは，中枢性の発射から，あるいはそれに随伴して起こる多くの異なったてんかんの「前兆」だけを取り上げるだけでも，それらは実に種々様々です。すなわち，眼筋あるいは頭筋の攣縮を伴う目眩があり，嗅覚，視覚，聴覚，味覚の領域の「なまの知覚」"crude sensations" が起こります。そのほか，動悸，上腹部の異常知覚，および，うずき，身震い，ぞくぞくするといった異常知覚が広い範囲に認められます。(d) てんかんの事例からのその他の証拠としては，重症の発作が終わったとき，全身の麻痺が起こることがあげられます。さきの講義でもこのことを主張しておきました。幾多の証拠が，意識の身体的基盤である最高中枢が生体全体を代表するという結論を支持していることは間違いありません。

　２．同じ結論を支持するまったく異なった種類の証拠があります。医学の著述家のなかには，意欲の中枢，観念の中枢，推理（？）の中枢，感情の中枢について語るものがおります。これら四つはすべて，もちろん脳の中枢です。これら四つの「能力」"faculties" のそれぞれに別個の中枢が存在するとは金輪際考えるものではありませんが，話を簡略にするために，恰もそうであるかのように述べることにします。私は精神状態そのもので

はなく，その身体的基盤，すなわち，それぞれ感覚－運動性であり，印象ならびに身体各部の運動を三重に，間接的に代表する神経構造について，ごく要約して解析を進めようと思います。しかし，感覚的要素については，これを誰も否定するとは思いませんから，何ものべる必要はありません。(a) 意欲の中枢の身体的基盤は運動を代表する神経構造から構成されます。たとえば，動機 moment といった特殊な意欲は，身体面から見ると，意欲中枢の活動中の生体全体の最適な運動の存続，生き残り survival ということになります。「意欲中枢」は運動，特に腕，足，顔，および眼の運動を代表する中枢です。(b) 観念中枢，もしくは記憶中枢。触角的および視覚的観念，あるいは印象の単純な事例に限ると，観念中枢は当然手と眼の運動を代表すると断言できます。それが手および網膜の印象を代表することはもちろん確かなことです。しかし，それがまた運動を代表することを主張することも必要です。指を動かさないでものに触れることはできません（鮮明な触角的印象を持ったとしても）。眼を動かさなければものを見ることはできません（鮮明な視覚的印象を持ったとしても）。それ故，「物体の観念」"ideas of objects"，より正確には「ぼんやりした心像」"faint images" と呼ばれるもの解剖学的実体には手と眼の運動が代表されています。(c) 正直を言うと，実は推理の中枢という言葉は聞いたことがないのです。しかし，他の能力に対する個別の中枢の存在を信ずる正当な理由があるならば，それ以上に推理の中枢の存在を信ずる理由があると思います。語 words が推理の際に役立ちます。語はすべての抽象的思考に要求されます。そうであるならば，語の中枢，あるいは推理の中枢は非常に複雑で，特別な構音運動を代表する神経構造から構成されるはずです[注5)]。(d) 感情中枢。著明な感情表現には身体のほとんどすべての部分，四肢，顔，発声，および呼吸の筋のみならず，多くの身体内部の器官が関与しま

す。ですから，感情中枢は極めて広い範囲の運動を代表することになります。恐怖の状態では顔面蒼白，動悸，呼吸促迫が見られ，時には大便の失禁や口渇，皮膚の冷感を伴う発汗[注6]があります。その通俗的説明は，感情表現にかかわる身体部分は代表しないが，それらを代表する低次の中枢に作用することによって，感情を表現する感情中枢が存在するというものです。それよりもっと実際的だと私が考えるのは，感情中枢自体が，間接的ではあるが，種々の感情表現に関与する身体部分を代表するという見解です。感情は最高中枢の活動で起きますが，その表現は中等および最低中枢を介して作り出されるのです。

[注5] これは精神的なものである語が高度に特殊で複雑な構音運動のための神経構造の活動であるという意味ではなく，この神経構造（聴覚－構音神経構造というべきか）が語の身体的基盤，すなわち解剖学的実態であるという意味である。これらの構音運動はもっぱら Broca 領域で代表されるが，最高運動中枢もまたそれに関与すると私は考えている。

[注6] 私はこれらの陽性現象は先行する突然の発射による神経繊維の疲憊の間接の結果だと考える。その理由は恐怖の身体症状には陰性および陽性要素があるからで，例えば，動悸は迷走神経の抑制繊維の疲憊の間接の結果であり，大便の失禁は内蔵神経の疲憊の間接の結果である。二つの陽性症状は高次の中枢からの抑制の離脱により解放された低次の中枢の過活動によるものである。

　私は四つの別個の能力の存在を信じません。そうではなく，意欲，記憶，推理，および感情は，意識状態という一つのものの単に人為的に区別された側面にすぎないと考えています。つまり，四つの中枢があるのではなく，最高中枢が存在するのです。最高中枢の活動により意欲，記憶，推理，お

よび感情がばらばらではなく同時に一斉に演出されるのです。これと全く同義の言葉で言えば，意識の状態が惹起されるのです。それ故に，「四つの中枢」とそれらの運動の代表を一緒にすることにより，(1) 腕，足，および顔の運動，(2) 手と眼の運動，(3) 構音運動，および (4) 身体の多くの動物性および植物性の部分の運動を代表する最高中枢を得ることができます。この甚だ不完全且つ不十分と言わなければならない証拠からの結論は，最高中枢がともかくも極めて多くの，そして最も多様な身体の部分を代表するということです。

二つの全く異なった種類の証拠から同じ結論が導かれます。それらを合わせ考えると，てんかんと狂気の両者がともに最高中枢の病気であると主張することに，何ら支障がないことは明らかです。健康な状態では意欲，記憶，推理，および感情，別の言い方をすれば意識の状態は身体のすべての部分を代表する最高中枢の感覚－運動神経構造の軽微な連続的活動に伴って惹起されます。てんかん発作はこれらの感覚－運動神経構造の多数がほとんど同時に突然，過多な発射を行なうことによって起こります。このような発射の間，意識は停止します。そして，発射が下方に波及して中等中枢の下方への二次発射，および最低中枢の三次発射を惹起し，ついに全般けいれんと呼ばれている身体のすべての部分の無数の運動の抗争を結果するのです。狂気の場合もてんかんと同様最高中枢の病気ですが，この場合の陰性要素，意識の欠損の存在は最高中枢の最上層（説明の便宜のためですが）の喪失，というよりはその機能の喪失を意味すると断言できます。最高中枢が感覚－運動性であるとする仮説に基づけば，これはある種の軽微な広い範囲の麻痺の原因となります。陽性要素（幻覚など）は残存する低次の層，第2層の活動の間に行なわれる精神作用 mentation，あるいは意識です。この場合可能な最高の精神作用は，正常な場合よりは強

力ですが，けいれんを起こす活動よりはるかに弱い感覚－運動神経構造の活動に伴って惹起されます。狂気の場合でも，もし第2層あるいはその一部が，てんかん発作の場合のように，突然，過度に発射すれば，発射の間，病的な精神作用は停止し，けいれんが起きることがあります。これは次の引用が示すように古くからの結論です。当時私はHitzigとFerrierの研究を識らなかったので 脳を中等中枢と最高中枢に分けていませんでした。次の言葉が示すように，当時私は精神を身体からはっきり区別していませんでした。

「確かに，大脳半球の病気による精神症状は［身体面では］基本的に片麻痺，ヒョレア，およびけいれんと同様だが，各論としては異なっているというのは妥当な結論です。それらはすべて感覚－運動過程の欠如，もしくはその展開の障害によるものです」[注7]。

[注7] St.And.Med.Trans., 1870.

ほとんどの精神作業の最中には運動が起こらないという見解には反対すべきでしょう。私がかつて四つの中枢の神経構造は，最高中枢もそうですが，身体の各部分を三重に，間接に代表すると述べたことを思い出して頂きたいのです。中等および最低中枢は「エネルギーの貯蔵庫」"reservoirs of energy" であるにとどまらず，「抵抗陣地」"resisting positions" でもあります。私が主張することのすべては，視覚的表象形成 visual ideation の事例を取り上げ，感覚的要素を度外視すると，眼筋の運動を三重に，間接的に代表する神経構造に軽度の興奮は起こるけれども，この興奮は中等中枢の抵抗に打ち勝つほど強力ではないということです。表象形成が知覚に変化する際には，身体的に，最高中枢の同じ神経構造に強力な発射が起

きますから,中等および最低中枢の抵抗は排除されるのです。最高中枢が関与する反射活動を考察した後で,もう一度この問題について話すことにします。

　ここで,組織化 organization の程度,特に組織化の最も少ない最高中枢について再び述べようと思います。私はさきに,これらの中枢が最も複雑であると同時に最も少なく組織化されていると推定することが少しも困難ではないことを指摘しました。最高中枢がすでに組織化ずみであるとすれば,新しい組織化,新しい習得は不可能となるはずです。私はこれから組織化の程度と関連させて解体の過程を説明しようと思います。アルコールは大量では,よく知られているように,昏睡をもたらしますが,小量では「興奮」"excite"作用を呈すると言われています。また,酔漢の暴行はアルコールが彼の最高中枢の神経構造を活動に駆り立てたためであり,Anstie が推定したように,高次の,組織化のより少ないレベルの疲憊によって解放され,増強された低次の,より組織化された進化のレベルの活動の結果ではないと言われています。そこで,疑問の余地のない事例,単純な疲労を取り上げることにします。通俗的に「衰えた」脳の「活動増進」などと称されている大変適切な実例が Greater Britain に載っています。「眠れない5夜を過ごした後,今晩,私は私たちがかつて平原での6昼夜の後に経験した奇妙な種類の疲労を激しく感じました」。筆者が彼の状態を疲労と呼んでいることに注目してください。「再び脳がそれぞれ独立して考える二つの部分に分かれるように思われました。一方が質問し,他方がそれに答えるといった具合です。しかし,今度もまた一種の半狂気の状態,脳のさほど不愉快ではない迷走,現実場面の空想場面による代置が存在しました」。通俗的には,この状態は不眠の5夜による疲労の結果だと解釈されます。しかし,私は疲労は精神状態の陰性部分,すなわち「現実

場面」の喪失に対応して，単に陰性の身体状態を結果しただけであり，それを「代置」した「空想場面」は，疲憊した最高中枢から解放された低次の，より組織化された神経構造の活動によって生ずるとするのがもっと合理的な説明だと思います。Anstieの原則はこの問題によく適応できると思います。もっと極端な事例を提示しましょう。譫妄は飢餓の時に起こります。確かに，食物の完全な撤去が神経構造に大きな活力を付与することはありえないでしょう。もしそうだとしても，飢えた人の譫妄状態の陰性部分を考慮にいれなければなりません。栄養不足が二つの正反対で，しかも共存する神経系の状態を「生ずる」"cause"でしょうか。Anstieの原則はその両方に通用します。

　次に考察を加えようとする一対の言葉は，随意的 voluntary と自動的 automatic です。「最も随意的な運動」という表現は大変不都合です。それは心理学の用語と生理学の用語の混合です。この言葉の代わりに，私は「より少なく自動的」"least automatic"という表現を提案します。それは「最も随意的」と呼ばれるものと厳密に同意義です。これは Herbert Spencer によって，「自動的行為の停止と意志行為のはじまりは同一事である」というその言葉で，見事に表現されています[注8]。意志行為はより少なく自動的な神経構造の活動の間に起こります。もっと正確にいうと，精神活動のある一種類，すなわち記憶，推理，感情，あるいは意欲の一つが，私たちがそのどれに着目するかに従って，惹起されるのです[注9]。そこで進化における進歩とは最大の自動性から最小の自動性に向かうことであり，従って最高中枢は最も少なく自動的であるということができます。それは単に言葉の問題ではありません。代置した表現は随意的 voluntaty と自動的 automatic に機械的に二分することを意味しません。それは最大の自動性から最小の自動性までの程度を意味します。そして，人は，身体的に

見れば自動機械 automation であり，彼の神経系の最高の部分（最高中枢）が最小の自動性であるということを意味するのです。代置した言葉は精神の状態である意欲を，純粋に身体的な領域に入れることはしません。

注8) Psych., vol.1., p.497.
注9) Spencer, vol.1., p.495.

　完全な自動機械はすべてそれ自体でとり行なう事物です。神経構造には，すべてをそれ自体でとり行なうものから，他の低次のより組織化された神経構造の助けを得て活動するものまで，さまざまな程度があります。神経構造が独力で活動するということはそれがよく組織化されていることを意味しますし，神経構造が独力ではうまく活動できないということは組織化が少ないことを意味します。従って，最大の自動性から最小の自動性までの程度は，別の面からいうと，最大から最小への組織化の程度でもあります。すでに述べたことの繰り返しになりますが，最高中枢が完全に自動的であるならば，「随意的」な操作といったものは全くありえないはずです。すべてが組織化されれば，新しい環境に正しく適応することは不可能となるでしょう。私たちは特別な外部の状態に適応しなければなりませんが，新しい状態に対する新しい適応は起こり得ません。より完全に組織化されることとより自動的になること注10)とは，一つの事物の異なる側面にすぎません。ありふれた例は書くことの学習です。比較的完全に遺伝的な操作から，二次的自動化（例えば書くこと）を経て，私たちの現前の思考や行動にかかわりをもつ，自動性の最もすくない神経構造の活動にいたるまで自動性にはさまざまな程度があります。最も組織化され，最も自動的な神経構造から，はじめて神経の流れ nerve-currents を受けて自動化が始まっ

たばかりの神経構造に至るまで，さまざまな程度が存在することがわかるでしょう。

注10) より自動的になることは，一部の人が考えるような解体ではなく，反対に，進化が完結することである。最高中枢は最も複雑に進化しつつあるもの the most complexly evolving であるが，しかしまた，最も不完全に進化したもの the least perfectly evolved でもある。換言すれば，最高中枢は「もつれた終末」"the ravelled end" である。そこでは進化が最も活発に進行しているが，最低次の中枢，例えば呼吸中枢では進化はおそらくほとんど完結している。

　この観点から解体を説明するのは，組織化の程度の話の後で述べたさきの説明の繰りかえしになりそうです。私はここで「自動的」といった表現を用いるにあたって，ある人にとってきわめて自動的なことが，別の人にとっては自動的ではないということに留意する必要があることを強調しておきます。このことは，その用い方いかんで真実でもあり，ありきたりの自明のことでもあります。ある患者がたまたま急性の非大脳性の病気で譫妄状態に陥った際，パントマイムで彼の商売上の動作を行なったとします。その動作はそれ自体きわめて骨の折れる緻密なものであっても，彼にとっては骨の折れる精密なものではありません。それらはすっかり自動的となっており，健康時にはひとりでに行なわれていたのです。従って，それが精密であるにもかかわらず，このような動作の存続は，他の患者のまだ十分自動的となっていない，同じように緻密な動作の存続よりも解体の程度がはるかに深いことを意味します。

　私は二つの対照的な言葉，「一般」"general" と「特殊」"special"，およびもう一つの対語，「複雑」"complex" と「単純」"simple" を取り上

げようと思いいます。まず，反射作用の学説が問題になります。「最も組織化された」"most organized"，と「最も自動的な」"most automatic"に対応する言葉は「最も完全に反射的」"most perfectly reflex"であり，「最も少なく組織化された」"least organized"と「最も少なく自動的」"least automatic"に対応するのは「最も不完全に反射的」"least perfectly reflex"です。

　自動作用 automatic action の程度は，すなわちほとんどそれ自体で行なわれ，他のすべてからほぼ独立したものから，他の組織構造によって活動に引き入れられ，他のものすべてに最も依存的なものに至るまでの，組織構造の独立の程度に対応します。反射作用の程度は受ける刺激の程度に応じて活動する神経構造の程度です。疑いなく，この差異はほとんど人為的ですが，しかし，好都合でもあります。私のこれからの話は，最高脳中枢が必ず関与する反射作用に限定することにします。それらは次の二つに分類されます。(1) 完全で且つ強い反射作用。最高中枢がすべての低次の中枢とともに強力に関与するもの；(2) 不完全で且つ弱い反射作用。最高中枢だけが関与し，しかも活動の微弱なもの。完全で且つ強い反射作用の故意に単純化した事例として，私が煉瓦を見ていると想像しましょう。これはしばしば「認知」"perception"と呼ばれますが，私は「私は生き生きした心像イメージを抱く。I have a vivid image.」という表現の方を好みます。

　さて，これまでもっぱら精神的事象について話してきましたが，これから関連するものとして，生体と環境の交渉（この過程は事実二重ですが）の間に起こる，というよりそれに影響を与える反射作用である純粋に身体的な事象を述べることにします。最初に起こるのは末梢知覚（網膜での）で，そのインパルスは最低中枢から中等中枢を経て，最高中枢に達します。特

に注目しなければならないのは，最も多く組織化されたものから最も少なく組織化されたものへ，最も少なく修正できるものから最も多く修正できるものへ進行すること，上方へのエネルギー放出の増加，それに伴って最高感覚中枢内に強い興奮とひろい放散が起こることです。

　これまで反射作用の半分だけを述べ，煉瓦の色に関連のある最高感覚中枢の身体面だけを問題にしてきました。それおよびその他すべての物体は形を持っていますから，色と同様その機序が説明されなければなりません。ある物体の形はそのさまざまな位置相互の関係です。この関係についての私たちの知識は運動，この場合には，眼球運動（これはある種の手の運動[注11]の象徴です）の考察から得られます。最高感覚中枢から最高運動中枢をいわば「横切って」"across"，そこからさらに下方，中等および最低運動中枢を経て末梢の筋に達する神経流によって，眼球の運動が惹起されます。この段階の過程は最も少なく組織化されたものから最も多く組織化されたものへ，最も修正可能なものから最も修正されにくいものへ向かっています。下方へのエネルギー放出には限界があり，最高中枢のひろい興奮から末梢のある一部分に限定された運動が起こります。これが完全で強力な反射作用です。完全というのは感覚性ならびに運動性のすべての種類の中枢が関与するからであり，強力というのは最高中枢が上方へのエネルギー放出の増大の結果，大きな活動を呈するからです。

[注11] 小さい物体を見る場合，最高中枢内の運動性神経構造の興奮があるだけで，中等および最低中枢に興奮が下降することはない。

　これは純粋に身体的過程です。生き生きしたイメージ，この私たちが持つ精神の状態は最高中枢の二つの部門の活動の「最中に during」（「によっ

て from」ではなく）起こり，低次中枢が関与することによって，強力，且つ確実に「投射」"projected" され，まるで外界のもののように見えるのです。翌日，私たちは煉瓦をそれが実際に存在しなくても思い浮べることができます。「それの観念」"an idea of it"，というよりはぼんやりしたイメージというほうがよいと私は思いますが，それが昨日の生き生きしたイメージに代わって表れます。この場合は，最低および中等感覚中枢，それに中等および最低運動中枢が関与しませんから，反射作用は不完全で且つ薄弱です。最高感覚中枢と最高運動中枢だけの関与でも反射作用は起こり得ますが，この場合は感覚－運動連鎖の中枢環だけの関与であり，認知の際に生じた全過程の中枢部分だけが繰り返されますが，興奮は弱く，浮かんでくるイメージはぼんやりしており，低次の中枢は関与しませんから，「放射」は微弱，且つ不確実です。だから，イメージは外界のものではなく，一層私たち自身のもののように見えるのです。

　反射作用の原理がてんかん発作の現象の解明にどのように適用できるかについて考察し，その上でてんかん発作は意識の解剖学的実態のある一部分に始まる過多な発射によるという断定について，簡明に説明を加えようと思います。視覚的表象だけの中枢，視覚的イメージだけの解剖学的基盤からなる中枢が存在する — 私の立場からは信じられませんが — としましょう。私たちは，それぞれ特有の色，形を持つ，無数のさまざまな物体を「貯蔵」"store up" しています。このことは，身体面から見ると，私たちの想像する中枢がそれぞれ異なった網膜の印象と異なった眼球の運動を代表する無数の神経構造を所有することを意味します。それらは，解剖学的には感覚－運動性（網膜－眼球性）神経構造であり，生理学的には反射作用です。この中枢の軽微活動ではその間，末梢からの誘発はなく（不完全で微弱な反射作用），ぼんやりした視覚的表象が起こります。末梢の刺

激で誘発され，末梢に反応をもたらす強力な活動（完全且つ強力な反射作用）では，その間，生き生きした視覚的表象（関与する最高中枢の部分は知覚の場合でも表象の場合でも同一です）が惹起されます。これまでは健康な活動の二つの程度の話です。今度はこれらの中枢の神経構造の細胞の一部が，何らかの病的機転によって，てんかんの際に起こるほどの程度に，ひどく不安定になったとしましょう。その結果は多くの神経構造が，時々，突然，過度，一斉に発射をするようになることです。このような発射の最中は，異なった色や形を持った多くの物体のイメージは起こりません。その反対に，あざやかな色のかたまりが眼前に現われます。それからまた，眼球運動の同時多発，すなわち眼球の筋のけいれんが見られます。

　きわめて重要なもう一つの問題があります。私がさきに述べた対語，およびその他の私が看過したものは，その意味は同等だと思いますが，一見したところではそのように見えません。進化は必然の過程ではないということを言っておかなければなりません。それは条件次第です。進化は，いわば「均一に」"even"，逐次，底辺から頂点へと増加する複雑性などではありません。私たちはそうでなければならないように as we must 進化します。つまり，遺伝によって与えられたものに応じて進化します。しかしそれと同時にまた，私たちは私たちの可能性において as we can 進化します。つまり，外界の条件に応じて進化します。この他になお付け加えるものがあります。それは私が「内的進化」"internal evolution" と呼ぼうとするもので，最高中枢で最も活発に行なわれる過程です。人の最高中枢でそれがきわだって優勢であるために，人は動物と格段の差違があるのです。私たちは多数の種々さまざまな表象を取得します。すなわち，身体面では，環境との現実の交流に対応して，最高中枢の多数の種々さまざまな神経構造の組織化 organization が行なわれます。睡眠や「瞑想」

"reflection"の場合のように，この現実の交流が停止すると，最高感覚中枢は最低および中等感覚中枢によって環境から防御されますから，その半自発的で，軽微な活動は環境によって干渉されることはありません。また，最高運動中枢の軽微な活動は中等および最低運動中枢の抵抗をうけますから，環境に反応することはありません。このような場合（睡眠，夢想，沈思など）には，最高中枢の最高神経構造，すなわち全く新しい組織化が可能なところは活動が最も乏しく，その次の低次の階層の活動が活発です。最高中枢の神経構造，あるいは，それらの若干の要素は「仲間同士の争いで決着を付ける」"left to fight it out among themselves" ことになります。新しい組合せが現われ，適者生存が起こります。消えやすいけれども，明らかに新しい組合せが，夢を見ているときに形成されます。しかし，私は永続性の再配置 re-arrangements（内的進化）はいわゆる夢のない睡眠中に行なわれると主張します（たしか，Bristolの故 Symonds医師がこのことを述べていた思います）。内的進化はすべての中枢で行なわれると思われます。おそらく，排尿および脱糞の中枢のような若干の中枢に関しては，それはすでにほとんど完成していると言ってよいでしょう。それらは生まれたときからほぼ自律性で，ごくわずか高次中枢で代表されているだけですが，それでもかなり強く抑制的支配を受けているように思います。内的進化の原理は，最低中枢から最高中枢へ上行する繊維の数が，一見したところ不適切に見える理由を説明するように思います。最高中枢には実際に経験された環境のいかなる対応物にも反応せず，また，その正常な興奮で実際の運動を起こさない，多数の感覚運動結合が存在するでしょう。そして，多くの最低中枢の場合，純粋に「局所的な事柄」"local affaies"だけのための感覚運動神経構造が存在するでしょう。それらは高次の中枢の再－代表をそれほど必要としないように思われます。大方の瞑想，通常そう

呼ばれていますが, それは視覚的ならびに触角的表象, もしくは言葉によって営まれますから, 最高中枢内の内的進化は, 眼, 手, および構音に関係する筋を代表する神経構造の著しい増加をもたらします。これは小さい筋は大部分最高中枢で代表される[注12]という陳述を別の見地から繰り返したものです。思考には感情を伴っています。最高の感情は低次のものからの合成 (Spencer) ですから, 身体面では, 人の場合, 感情の表現に関与する組織部分は, 最高中枢に強力に再－代表されるでしょう。小さい筋および組織部分が最高中枢に強力に代表されるというこれらの陳述は, 軽度のてんかん発作, すなわち, 最高中枢のいくつかの部分に始まる比較的軽微な発射では, おもにけいれんする骨格筋はいまお話しした小さい筋であり, また, 感情の表現に関与する組織部分がそれに激しくまきこまれるという事実と一致します。私は, 軽度のてんかん発作で, 組織部分が不相応に関与することが, 内的進化[注13]の原理によってよく説明できるように思います。特に小さい筋を代表する中等運動中枢のこれらの部分には(Bevan Lewis) 最も小さい細胞があります (それらは最も抵抗の少ない経路のように思います)。これと同様なことが最高運動中枢にも存在するかどうか, 私は知りません。

[注12] 手足の切断後, 患者が幻肢, あるいはその一部分を保有することはよく知られている。Weil Mitchell によると, 最もしばしば, ファントムとして残る手足の部分は末端の小さい筋で構成される部分である。切断残部に近い手足の部分はファントムとして残ることはあまりない。小さい筋からなる部分が特に最高中枢で代表されているという証拠はここにもない。

[注13] 私が内的進化として述べたことは, もともと Spencer が Physical Synthesis, Psych., vol.1 の第 VI 章で語っている過程である。特に 246 節を参照のこと。

これまで私は可能なかぎり人を機械として考察してきました。私はこれまでの陳述でしばしば心理学的な用語を使ったことは確かですが，実際には，神経系のみを問題にして，精神の状態の根底にある身体の状態を論じてきたのです。そこで，これから意識と神経の状態について考えてみたいと思います。私が堅持している理論は，第一に，意識の状態（あるいは，その同義語である心の状態）は神経の状態と絶対に異質であるということ，第二には，これら二つが一緒に生起するということ，すなわち，それぞれの精神の状態に対応する神経の状態が存在するということ，第三には，これら二つは平行して生起し，相互不可侵であるということであります。これを平行論 the doctrine of Concomitance と呼ぶことができるでしょう。ですから，視覚的認知の場合には，それに対応して，感覚末梢から最高中枢を介して筋末梢に至る身体的回路，完全な反射作用が存在します。純粋に精神的な状態である視覚的イメージはこの純粋に身体的な連鎖の二つの最高のの活動に平行して ― 活動から from ではなく，活動の最中に during ― 起こります。恰も視覚的イメージはこれらの環の「埒外にある」"stands outside"かのようです。

　いずれにしても，平行論は神経系の病気の研究に有益だと私は思います。この学説，あるいはこれに類似した学説は Hamilton, J.S.Mill, Clifford, Spencer, Max Müller, Bain, Huxley, Du Bois Reymond, Laycock, Tyndall, Hermann, および David Ferrier によって主張されています。平行論を承認する人たちは意欲，観念および感情が運動，あるいはその他の身体的な状態を作り出すとは信じません。彼らはヒステリーの女子があれやこれやをしないのはその意志がないからだとは言いません。失語の人が話をしないのは記憶を失ったからだとは申しません。昏睡の病人が動かないのは意識を失っているからだとは言いません。反対に，身体的不能という唯物論

的説明を与えるか，それを見いだすように努めるでしょう。私は精神の状態と身体の状態との関係の性質が何であるかを示すつもりはありません。

次の疑問は平行の範囲いかんです。意識は神経系を「下方どこまで」"far down"ひろがるか，です。Lewesは，ある意識の程度，あるいはある種の「感覚」"sensibilities"が最低中枢の活動にも随伴すると考えました。現代一般の見解は，低次の限界については意見がまちまちですが，それはただ神経系の最高の部分の活動に伴うというものです。あたかも意識下にある種の軽微な精神の状態が存在するかのように，「心の無意識状態」"unconscious states of mind"について語る人たちがおります。私はそれを理解しませんから，このような考え方を正確な言葉で伝えているかどうか確かではありません。意識，とくに最も鮮明な意識を伴う，最高の，最も少なく組織化された神経構造の活動は，低次のより組織化された神経構造によって決定されるものであることを私は確信しています。実際，私が先に述べたように，意識の状態は生体全体のすべての部分を代表する中枢の最適の状態の存続に随伴するのです。大雑把に言うと，最高の神経の状態は下方から決定され，最高中枢の最高部分に作用する専制的能力autocratic facultiesによって決定されるのではありません。しかし，低次の神経構造の活動がたとえ弱くとも，心の状態を随伴するかどうかは議論の別れるところです。神経構造の活動に意識の伴うことが少なければ少ないほど，それらはより多く組織化され，より自動的であるようになります。このことは，より少なく組織化され，より少なく自動的，最も不完全に反射的な中枢が，意識，とくに最も鮮明な意識の身体的基盤であることを意味します。

〔演者はこの後，運動が企図される時だけ，つまり意志によって，これを正確に

言うと，最高中枢の色々な部分に起始する発射によって運動が起きた時だけに限られた協調 coordination の障害について述べている。（彼は印象と運動を代表する下部の中枢とそれらの協調を行なう上部の中枢との種類に差があるとは信じていない。いわゆる上部の協調中枢は，下部の中枢で代表される印象と運動がもっと複雑で特異な結合で再-代表される中枢だとしている。）演者は，言及した協調の障害はすべて，運動の喪失が存在するという意味で，本質的には麻痺の事例であると考えている。さらにまた，健康な神経構造の著しい活性化の結果，その他の運動の過剰な発動が起こるとしている。陰性，陽性という二つの要素も協調の障害を形成する。ここでもまた，別の観点から，解体のみならず，残存する進化のレベル（低次，高次，あるいは副行性）に注目することが大切であることが指摘された。彼はこの協調の障害に関する仮説を，右外直筋麻痺の事例で，この純粋に陰性の状態の間接の結果として左眼の内直筋に過剰な陽性効果（二次性眼球偏位）が生ずることを指摘して，具体的に解説している。最高中枢で起始する通常の発射は右眼を外転できない。発射が強くなっても，右眼には何の影響もないが，左眼は強く内転する。ここで，陰性損傷の直接の結果と，その間接で過剰陽性的な結果をはっきり分離して見ることができる。しかし，彼は同一の筋群が関与する協調の障害の事例では，原則が守られると信じている。ある一組の筋群の運動の喪失があり，それらの他の運動の保留がある。彼は，書痙では，低次の中枢によって代表される書字という最も特殊な運動が，使い過ぎ，すなわち乱用 abuse による細胞の萎縮の結果喪失を来したという意味で，麻痺が存在すると推定している。その結果，最高中枢の著しい活性化が起って，下方最低中枢の萎縮した要素を活動に駆り立てる。これらの要素には何等の効果も及ぼさないから，書字に最も特異的な運動は起こらないが，同一もしくは別の中枢によって代表される，同一もしくは別の筋群のもっと一般的な運動が過剰に生ずる。彼は小脳中葉の一部の破壊によるよろ

めきの実態は，脊髄の若干の運動の喪失，ある程度の麻痺であると考えている。彼は足の不安定な運動は，健康な神経要素の正常よりも強い発射の結果だとしている。演者は続いて，局在に関する意見を，運動の考察に限って述べている。解説の便宜のために腕と足の中枢を取り上げた。「普遍論者」"universaliser" は中枢のすべての部分が腕と足の両方を同じように代表すると主張する。「局在論者」"localiser" はその一部分が腕だけを，別の部分が足だけを代表すると主張して，二つの中枢を想定する。後者が今の一般的な仮説である。演者はどちらの考え方も取らない。彼は局在に関して抱いた見解を，Hitzig, Ferrier，その他の脳中部皮質の最近の実験の以前も以後も，繰り返し主張している。「ある脳回は腕の運動だけ，他の脳回は言葉だけ，別の脳回は足だけを代表する，等と言うことができるかもしれない。しかし，さきに述べた事実はこれが神経系の構成の計画ではないことを示している。例を挙げて説明すると，外の部分 x, y, および z はそれぞれ線状態の単位 units で代表されている。しかし，代表の計画では若干の単位が主として x だけを x3 として，別の単位は主として y だけを y3 として代表するのではなく，それぞれの単位が x, y, z を代表するようになっており，例えば，若干のものでは，x3, y2, z として，別のものでは x2, y3, z として，などといった具合である。脳のさらに高次の進化[注14]を取り上げると，もし同じ計画が遂行されているとすると，脳回の一立方時が欠損しても，x, y, z が別の脳回で代表されているから，顔，腕，足の麻痺が起きないことを私たちは容易に理解できる。そしてまた，脳回の一立方時の領域の発射は身体の全領域の過剰な運動を惹起することが容易に理解される。その訳は，それが複雑さの程度に正確に比例する灰白質で，x, y および z を代表する過程を抱含しているからである」[注15]。このことは代償論 doctrine of compensation とその「反対」"inversion"，すなわち，過大の協力を別の形で述べただけのことである（第2講参照のこと）。この二重の説は犬の脳中部の運動の代表に関して適用されると

彼は考えている。犬の中部皮質の一部を破壊しても持続的な麻痺は残らないが，そのどの部分の発射もけいれんを惹起する。Ferrier, Charcot，その他は，引用した部分が書かれた以後，猿および人の中部皮質の破壊損傷が持続的な麻痺を残すことを確認した。これらの動物は犬よりも代償性に乏しいように思われる。重要な問題は，人の場合，ある程度の回復，従ってある程度の代償があるかどうかである。演者はいかなる破壊損傷でも代償は常に完全だとは現在考えていない。彼の仮説は，いわゆる腕の中枢はこの部分をきわめて特異的に代表するが，しかしまた，足および顔をより全般的に，身体の反対側の部分をさらに一層全般的に代表するというものである。その他の中枢についても，必要な変更を加えれば，同様な仮説が適用される。この見解に従えば，腕中枢の破壊はその部分の著明な麻痺と，さらには，言わばそれらに特有な中枢に広い範囲で代表されている足および顔にごく軽度の，多くはその一方の麻痺を残すはずである。その一方で，腕中枢に限られた過多な発射はこの部分に始まるけいれんを惹起するが，さらにそこから，けいれんは足，顔などにひろがるはずである。しかし，惹起された神経流はある一つの中枢に限局されないで，疑いもなくそれらは副行性中枢にひろがり，それらを発射させるだろう。それ故に，腕に始まって，全般化するけいれんは，単一中枢，例えば腕中枢が四肢すべてを代表するという証拠とはならない[注16]。演者は，それぞれの中枢はすべての部分を代表するが，しかし同時に，それぞれの中枢はある一部分を特異的に代表するという彼の局在に関する考えが，FranckとPitresの犬の実験によってこれらの動物にあてはまることが実証されたと述べている。彼らはこれらの実験から「実験は，てんかん発作はそれを惹起する興奮がある特定の皮質中枢に限局していても，全般化し得ること（彼らは腕の中枢を周囲の組織から遊離したのち，この部分を刺激して四肢のすべてにけいれんを起こしている），また，ある皮質中枢をあらかじめ破壊しても（彼らは別の実験で，腕の中枢を摘出している）あらかじめ破

壊した中枢に対応する筋群へのけいれんのひろがりが妨げられないことを実際に証明した」（訳者注：フランス語の原文引用）と結論している。

注14) 当時，私は中枢を形態学的に整理し，最高および中等運動中枢を区別しなかった。そして，脳回を「高い活力に上昇した」"raised to a higher power" 線状態であるとして語るのを常とした。第2講で述べたように，いま私は中枢を解剖学－生理学的基礎に立って整理している。

注15) St.Andrews Medical Grd. Trans., 1870.

注16) もちろん，「中枢」という言葉は便宜的な表現である。しかし，「腕の中枢」"center for the arm" という言葉を使う場合，（この中枢の一部分に始まる発射によるけいれんのひろがりの様子から判断して）それは副中枢であることを推定しなければならない。

　これらの卓越した医師たちが，演者が第1講で述べたように，「大脳は発作を開始し，橋延髄，および脊髄はそれを全般化する」（訳者注：フランス語の原文引用）と信じたことをここで言っておく必要がある。「興奮の原発する」"primitivement excité" 皮質中枢の切除はけいれんを停止させない（Albertoni, Franck, および Pitres）。Franck と Pitres の所論はまことに有能で強力である。彼らの主張は傾聴に値する。疑いもなく，橋，延髄，および脊髄（最低中枢）の中枢は先行する皮質の発射によって発射する。いずれにしても，上述の実験はすべての最低中枢が中部皮質の各々の部分の指揮下にあること — 演者が考えるように，それらがすべて中部皮質の各々の部分に再－代表されていないとしても — を実証している。すべての最低中枢の発射の順序は原発性に発射する中部皮質の部位が何処であるかによって決定される。

　局在に関する演者の仮説の承認がなかなか難しいことは認めながら，彼はい

ま一般に流布されている仮説がすべての事実を解明しないと考えている。何らかの適切な仮説が次のことを説明しなければならない。(1) 運動中枢の破壊損傷による麻痺がもっぱら随意運動の麻痺であること，(2) 発射損傷から開発される運動（けいれん）も同様であること。上肢から出発するてんかん様発作は，まず，手から始まる。下肢から出発するものは足から，顔から出発するものは口から始まる。(3) 両者それぞれ（1および2）の経過が複合的順序であること，(4) ある一部分は永続的，且つ不完全に麻痺しても，なおそれ全体では，機会的にけいれんが可能であること，(5) 回復，あるいはある程度の回復が麻痺を生ずる永続的破壊損傷の後に見られること，しはしば，ある程度の代償が行なわれること，(6) 運動中枢の小さい破壊損傷はほとんど，あるいは全く麻痺を起こさないのに，このような部位の突然，過多な発射が（間接的に）著明なけいれんを起こすこと，(7) 中部皮質のさまざまな部分で始まる発射からの同じ領域を，異なった順序で侵す発作（「異性発作」"isomeric seizure"）が起きること，(8) けいれんの前に麻痺を持たなかった患者が，けいれんの後に著明な（一過性）麻痺を呈すること。単麻痺の事例（けいれんの後だけに見られる麻痺）死後に発見される病巣，例えば腫瘍が，その直接の破壊的な作用によって麻痺を生じたことを示す証拠として挙げられてはならない。〕

第 2 部

ジャクソンと臨床研究

第1章　John Hughlings Jackson と現代てんかん学

1．はじめに

　Jackson の思想の根幹はてんかんの研究である。現代てんかん学に遺した彼の足跡を辿り，彼のてんかん研究の現代的意義を問い直してみたい。彼がてんかん研究に没頭するようになった最も重要な要因は時代的背景に求めなければならない。彼がてんかんの研究に一生を捧げた動機は何か。

　18 世紀後半から 19 世紀前半にかけて，産業革命によって社会体制がやや整いはじめた欧州諸国では，それまで野放しにされ，あるいは私宅や牢屋に監禁されていた「狂人」や「白痴」を収容，保護する施設が作られるようになった。イギリスでも各地に癲狂院 Lunatic Asylum が作られたが，そこに収容された障害者のなかに，けいれん発作を持つ者や運動麻痺を持つ者が少なくなかった。当時，欧州諸国では神経梅毒の患者が多く，ノルウェーの劇作家 Henrik Ibsen（1828-1906）もその作品のなかでこれを社会問題として取り扱っている。けいれん発作や運動麻痺は神経梅毒の症状であることが多かった。

　この問題に関心の強かったヴィクトリア女王は，イングランド国民のために，これらの患者の治療と研究を行なう専門施設をロンドンのクイーンスクエア Queen Square に建設した。それは「麻痺者およびてんかん者のための国立病院 the National Hospital for the Paralyzed and Epileptic」

と呼ばれ，世界で最初のてんかん専門病院であった。1860年のことである。この病院は現在国立神経科神経外科病院 National Hospital for Neurology and Neurosurgery となって発展している。

　JacksonはすでにMedical Times & Gazette のリポーターとして神経梅毒に併発するけいれんの症例報告を行なっており，新設のてんかん病院で研究することを望んでいたが，同郷の先輩で神経梅毒の優れた研究者であった Jonathan Hutchinson の推挽で，この希望が叶えられたのは1862年，27歳の時である。まさに Jackson の才能を存分に発揮する舞台が天から与えられたというべきである。

　Jackson が National Hospital で研究を始めた頃のてんかんに関する学界の主要な傾向は，ようやく開拓されはじめた神経解剖学の知識を適用して，けいれんの中枢を脳の一定部位に求める局在論に向けられており，橋，延髄がてんかん発作の主要症状であるけいれんおよび失神に対応する脳の中枢部位であるとするドイツの神経科医 Nothnagel, H. (1841-1905) の説が有力であった。また，てんかんは全身けいれんを伴う失神の発作（大発作），あるいは失神のみの発作（小発作）に限られ，失神を伴わない身体一部のけいれんはてんかんの定義から除外されていた。Jackson はこのてんかんについての「時代の常識」に挑戦して，まったく新しいてんかん概念を確立して現代てんかん学の基礎を固めたのだが，それが可能となったのは，彼の観察と推理が当時てんかんから除外されていた，神経梅毒や脳腫瘍，脳外傷などの器質的，局所的脳病変に伴う身体一部のけいれん発作について行なわれた結果にほかならない。

　この，身体の一部に限局したけいれん発作は大発作や小発作のようなてんかん発作と区別されて，「てんかん様けいれん epileptiform convulsion」と呼ばれており，Bravais, L.F., Todd, R.B. ら少数の報告があるくらいで，

医師の注意，関心を引くことがなかった。Jackson が勤務した National Hospital はまさに「てんかん様けいれん」を持つ患者の宝庫であり，その観察，治療，研究を行なうのに絶好の場所であった。

　彼の研究はてんかんの他，失語，インパーセプション imperception（失認）などの高次神経機能の障害から精神疾患まで広範な領域におよんでいるが，その核心は「てんかん様けいれん」にはじまるてんかんに関する綿密，且つ徹底した臨床観察と理論的思索である。そこから醸成された「神経系の進化と解体」の思想は現代の神経学と精神医学に刺激と鼓舞を与え続け，今もなお新鮮である。

　Jackson の研究者としての生涯から教えられることは沢山あるが，その一つは研究のために適切な環境が存在することである。彼にとって National Hospital なるてんかん専門病院がどんなに役に立ったか、はかり知れない。その上，人的環境も素晴らしいものであった。William Richard Gowers（1845-1915），David Ferrier（1843-1928），Thomas Buzzard（1931-1919），Howard Tooth（1856-1925），Victor Horsley（1857-1916）など，やがてイギリス神経学の黄金時代を築きあげる先駆的役割を果たすことになる新進気鋭の若手医師が National Hospital での彼の仲間であり，競争相手だった。Ferrier の電気刺激による実験てんかんの研究，さらには Horsley の脳手術[33]が，彼のてんかん発作の本態に関する考えに影響を与えたことは想像に難くない。

　また，Charles Locock（1799-1875）によってブローム剤の発作抑制効果が報告され（1857 年），てんかんの治療がはじめて可能になったことも，てんかんの臨床研究を推進したことは間違いない。Jackson の研究の多くはブローム剤によって通院治療が可能になった患者の長期経過の観察に基づいている。普通の社会生活を営みながら 20 年にわたってブローム治

療を受けていた開業医の自動症発作時の体験の記録と脳の剖検所見の報告[25]は読む者を圧倒する迫力を持っている。Jackson の研究の最大の教訓はてんかんが，精神疾患をも含めて神経系疾患研究のアルファであり，オメガであるということである。

2．「てんかん様けいれん」から「Jackson てんかん」へ

Jackson の1862年の最初の報告から1909年の最後の発表までの47年間の論文や講演は夥しい数にのぼるが，その主なものが James Tayler の編集で2巻にまとめられ，1931年に刊行されている[32]。論文，講演が発表の年代順に配列されており，Jackson のてんかんに関する考えの発展を追求するのに便利である。てんかんに関するもの32編は第1巻に，神経系の進化と解体，言語の障害，精神疾患，その他神経学に関するもろもろの問題の論説，講演など37編が第2巻に収められている。第1巻は「てんかんおよびてんかん様けいれん On epilepsy and epileptiform convulsion」と題され，初期（1862年から1870年）の「てんかん様けいれん」研究の時代から後期（1870年から1902年）のてんかん，精神障害の研究の時代に至る Jackson の研究の展開する道筋をたどることができるように配列されている。Jackson のてんかん研究の出発点となった，初期のテーマである「てんかん様けいれん」について，「一時的視力障害を伴うてんかん様発作 Unilateral epileptiform seizures attended by temporary defect of sight」（1863）にはじまる一連の症例報告を総括して独創的な考察を加えたのが，1870年に発表された「けいれんの研究 A study of convulsion」[17]である。彼が多くの症例の観察から見いだした「てんかん様けいれん」に共通する特徴は次の五つである。

(1) てんかん様けいれん，すなわち局所けいれんの惹起部位には優先順位がある。統計的には，一番目に手，特に人差し指と親指，二番目に顔面および舌，三番目に足，特に親指，の順である。
(2) けいれんは起始部位から一定の順序で同側の身体半側，ついで反対側にひろがり，全身けいれんを呈することがある。
(3) けいれんが身体の一部に限局していれば，意識は損なわれないが，全般化とともに意識が失われる。
(4) けいれんが始まるとき，しばしば，光，色，音，臭い，などの知覚異常が信号症状として随伴する。
(5) 半身けいれんが右側に起こると，けいれん後に一過性の半身麻痺（post-epileptic paralysis[27]），一過性の失語（post-epileptic aphasia），一過性視力障害，その他の神経機能障害を惹起することがある。

「てんかん様けいれんに」ついて見いだされたこれらの事実から，Jackson はてんかん学はもちろん，神経学，精神医学にとって重要な原理を導きだし，発想の転換に役立てている。

第1の事実，けいれんの起きる身体部位に一定の順位があることから，「神経系の進化と解体」の原理が導かれる。すなわち，最も複雑で，緻密な機能を持つ身体部位である手，就中人差し指と親指がまず解体する。ついで顔，舌それから足，最後に躯幹というように解体は進化の段階を逆行する。この特徴は，けいれんだけではなく，運動麻痺，失語，失行などの神経機能の障害に共通して認められる普遍的原理である。Jackson はまた，複雑な機能ほど，その脳中枢の構造が複雑で，容積が大きいに違いないと推測したが，現代の前中心回運動中枢の機能解剖学（Penfield と Rasmussen の運動性ホムンクルス，1957）はこの推定が正しいことを証明した。

第2の事実から，けいれん中枢は一般に信じられているように，橋，延髄にあるのではなく，大脳皮質，前中心回に存在するという原理が導かれる。彼がこのように考えたのは，右側の「てんかん様けいれん」がしばしば，一過性の失語（post-epilepc aphasia），および一過性の半身麻痺（post-epileptic paralysis）を惹起する事実に気付いたからで，けいれん中枢はけいれんする身体部位と反対側の前中心回であろうと推定した。この臨床からの推定は，ドイツの神経医 Fritsch, G. と Hitzig, E.（1870），Mational Hospital の同僚 Ferrier, D.（1873）の 電気刺激による動物実験で確かめられたことはよく知られているとおりである。Ferrier はその報告で[14]「私の実験は疾患という臨床的事実の人工的再現であり，Dr.Jackson が疾患の臨床的観察からすでに到達した結論を私の実験は証明しただけである」と述べている。Jackson はてんかん様けいれんの観察から運動中枢の局在を予見した先駆者でもある。

　第3の事実は第2の事実とともに，てんかん様けいれんを発作そのものとして位置付け，てんかん概念の革命を導いた根拠である。すなわち，てんかん発作の定義の基準とされている全身けいれんおよび失神はてんかん発作だけに特有ではなく，身体の一部位にはじまる「てんかん様けいれん」もてんかん発作とまったく同様の全身けいれんと失神の発作に進行することがある。「てんかん様けいれん」とてんかん発作との違いは発作のひろがりの相違にすぎないというのが Jackson の考えであった。

　この考えを最初に評価したのはイギリスの同僚ではなく，パリの神経学者 Jean Martin Charcot（1825-1893）である。彼は「てんかん様けいれん」をてんかん発作の一型と認め，「Jackson てんかん」と呼ぶことを提唱した。「Jackson てんかん」が今日のてんかん学で言うところの，局所関連てんかんの単純部分発作であることはいうまでもない。

第4の事実は，第3の事実とともに，てんかん発作の生理学的性質に関する Jackson の当時としては画期的な仮説，すなわち，てんかん発作は灰白質の「神経要素 nervous element」(ニューロンの概念はまだなかった)の急激で一過性の「過剰発射 excessive discharge」であるという考えに導いた。大脳前中心回運動中枢のいずれかの部分の神経要素の過剰発射で放出されたエネルギーは下降神経回路を介してその支配筋のけいれん運動を惹起するというのが彼の考えであり，この機構は「てんかん様けいれん」であろうと，てんかんの全身けいれん発作であろうと全くかわりがないというのが彼の信念であった。また，けいれんと同様に，光，色，音，臭いなどの知覚異常も知覚中枢の神経要素の過剰発射の表現にほかならず，一般に信じられているような「前兆 aura」ではなく，発作そのものであるとした。

　過剰発射をするようになった神経要素を Jackson は「病んだ diseased」，「狂った mad」と形容し，その病態生理学的性質を「発射性損傷 discharging lesion」と規定した。そしてこの損傷の物質的背景を比喩的に不安定な「生理的起爆物質 physiological fulminate」の生成に求めている。Jackson は「生理的起爆物質」の正体の解明を現代てんかん学に宿題として遺したというべきである。

　第5の事実，けいれんがおさまった後，暫らく意識がぼんやりしたり，体が動かなかったり，話ができなかったり，といった様々な機能障害，すなわち，「てんかん後麻痺 post-epileptic paralysis」が起こる事実から，Jackson は発作の経過とともに「生理的起爆物質」の消耗が起こり，「発射性損傷」は「陰性損傷 negative lesion」に転化すると考えた。「陰性損傷 negative lesion」に陥った神経要素は発射を停止し，無活動となる。その間に補給が行なわれ，消耗から回復すれば機能も回復する。「てんかん

後麻痺」は「陰性損傷」の表現であり，その出現は一過性で回復可能である。しかし，「過剰発射」が重積する場合には，「発射性損傷」は「破壊性損傷 destroying lesion」に転化して「てんかん後麻痺」は回復不能とる場合もあり得る。

「発射性損傷」から「陰性損傷」への転化は「神経系の進化と解体」の重要な支柱の一つである「陰性要素 negative element」の概念と対応する原理である。「てんかん様けいれん」の臨床観察と思索から新しいてんかん概念が確立されるまでおよそ10年の歳月が必要であった。

3．てんかん概念の革命

けいれんでも失神でもない，精神病と間違えられるようなさまざまな行動異常のなかにてんかんがあるという，まさに，てんかん概念の革命といってよい新構想を Jackson が抱くようになったのは，てんかん研究をはじめてかなり早い頃のようであるが，この考えがはっきり表明されたのは1866年に発表された「言葉，表現力の一過性喪失とてんかんについての臨床考察 Clinical remarks on cases of temporary loss of speech and of power of expression and on epilepsies」[16]である。この論文で彼は次のように述べている。

　　「てんかん epilepsy」という言葉は，真正てんかんにかぎるべきではなく，眼が見えなくなる，意識がぼんやりする，身体の力がぬける，話せなくなるなどの，突然，一過性に起こる神経組織の機能を失った状態を意味する言葉として用いられるべきである。分別のある男子が別に理由もないのに急に憤怒におちいったり，寝呆けのような状態に

なって何哩も歩き続けたり，運河に飛び込んだり，教会堂のなかで突然靴を脱いでみたり，路上で着衣を脱いで裸になる，といった場合，大脳半球のいずれかの領域に，新しい意味でのてんかんが起こっているのである。

ここで「真正てんかん genuine epilepsy」といっているのは全身けいれんと失神（意識喪失）の発作を呈するてんかんのことで，この時代にはこれだけがほんとのてんかんと見做されていた。だから，Jackson のこの発言はまさしく，この時代の医学の常識を引っくり返すにたる革命的発想であった。Jackson がけいれんや失神以外の，それまでてんかんとは縁もゆかりもないと思われていた多種多様な発作症状をてんかんの発作だと考えるようになったのは，National Hospital で「てんかん様けいれん」に引き続いて，あるいは単独で，彼が「てんかん後精神病 post-epileptic insanity」と呼んだ精神障害をきたす患者を数多く診療したからである。彼が従来の「真正てんかん」，「てんかん様けいれん」に加えて，「てんかん後精神病」を包括する新しいてんかんの定義を提唱したのは 1873 年，今から 120 年前のことである[18]。

　　てんかんとは機会的，突然，過剰，急激，かつ局所的な灰白質の発射を意味する名称である。Epilepsy is the name for ocasional, sudden, excessive, rapid, and local discharges of grey matter.

この定義が現代および将来のてんかん学にとって最も重要な意味を持つと私が考えるのはこの定義がてんかんはその本態において一つであることを明確にしたからである。

Jackson の時代はもちろんのこと，現代においても，てんかんは単一の疾患ではないという主張が有力である。てんかんの分類は脳波，脳画像の所見の援用によってますます細かくなり，てんかんはもろもろの症候群の寄せ集めであるかの観を呈するに至っている。興味深いのは医学史家 Temkin, O も，その著「転倒病 The falling sickness」（1871）[34]で，Jackson がてんかん複数論を唱えたと書いていることである。たしかに，Jackson は しばしば epilepsies という複数で使っている。しかし，彼の著述をよく読むと，単数の epilepsy と複数の epilepsies をちゃんと使い分けていることがわかる。単数のてんかんは，前述の定義のように，てんかんの本質を表現する場合に用いられているのに対して，複数のてんかんは原因を論ずる場合に使われている。この定義が書かれている論文「てんかんに関する解剖学的，生理学的および病理学的研究 On the anatomical, physiological, and pathological investigation of epilepsies」[18]での複数の使い方はその好例である。なによりも，彼の「てんかんは病理学的には複数であるけれども，生理学的には単数である」という言明は彼がてんかんは一つであると考えていたことのゆるぎない証明であろう。てんかんが一つであるからこそてんかん学は学問として成立するのであり，この意味で Jackson はてんかん学の基礎作りをした人，てんかん学の父というべきである。

けいれんの研究（1870），てんかんの定義（1873）が書かれた1870年前後を画して彼の研究は後期（1870年から1902年）に入る。研究の対象はこれまでのけいれんから「てんかん後精神病」，失語などの「突然，一過性に起こる神経組織の機能を失った状態」に向けられ，それらの観察と思索の総合から「神経系の進化と解体」の構想へと進展する。現代のてんかん学，神経学，精神医学に大きな強いインパクトを与え続けている講演，

論文の多くはこの時期の所産である。興味深いのはこれらのうちの重要な論文が，ウェストライディング癲狂院で発行された「ウェストライディング癲狂院医学年報 the West Riding Lunatic Asylum Medical Reports」(1871 年創刊，1876 廃刊) という 無名の雑誌に発表されていることである。この癲狂院 (現在 Stanley Royd Hospital となっている) はイングランド北部の小さな狂院であったが，その院長の精神科医 James Crinton-Browne (1840-1938) は 癲狂院が狂人の収容所であるという汚名を返上するために研究室を作り，National Hospital など研究が活発に行なわれている病院のスタッフの援助を求めた。この癲狂院にはてんかんの患者が沢山収容されており，院長の Crinton-Browne もこの病気に関心があったので，てんかんの問題が研究の中心となり，それらの報告がこの癲狂院の年報に載せられるようになった。編集者の Crinton-Browne が他の要職に就くことになり，辞職したために年報は廃刊となるが，それまでに発行された 6 巻の年報はてんかんの医学的認識の近代化を物語る貴重な歴史的資料となっている[15]。

この年報には Ferrier の運動中枢に関する動物実験の報告 (1873)[14] が載っているし，Jackson の後期の代表作といってよい「てんかん後精神病」に関する論文「てんかん発作後の一過性精神障害 On temporary mental disorders after epileptic paroxysms」(1874)[19]，「てんかんおよびてんかん発射の後効果について On epilepsies and on the after effects of epileptic discharges」(1876)[20] が掲載されたのもこの年報である。1878 年 Jackson, Ferrier らこの年報の同人が年報の精神を受け継いで創刊したのが神経学の専門誌 Brain である。Jackson の研究もこの雑誌に主として発表されることになる。てんかんから出発した Jackson の精神障害の研究が癲狂院で花開いたことを私は偶然とは思わない。癲狂院との出会

いが彼の思想を触発したと私は考えたい。

「神経系の進化と解体」の構想はてんかん，てんかん後精神障害の研究の総括であり，てんかん，神経疾患，精神疾患を神経系疾患として統一的，弁証法的にとらえる基本原理であるが，以下てんかんとの関連に絞って，現代てんかん学におよぼす意義を考察する。

4．新しいてんかん ― 夢様状態と精神自動症

てんかんは一つであるという新しいてんかん概念を導くもとになったのが「てんかん後精神障害」である。ウェストライディング癲狂院医学年報に発表された論文（1874,1876）に始まって，「後てんかん状態。精神病の比較研究への一寄与 On post-epileptic states. A contribution to the comparative study of insanity」（1888,1889），「右側頭葉の腫瘍による嗅覚前兆を有するてんかん発作の一例 On a case of epileptic attacks with an olfactory aura from a tumour in the right temporo-sphenoidal lobe」（1889）までの25年間に十数編の報告がこの問題について書かれている。これらの報告には「夢様状態 dreamy state」，「精神自動症 mental automatism」と彼が命名したてんかんに特有な「一時的精神障害 temporary mental disorder」についての具体的で詳細を極めた症例記載があり，今読んでも教えられるところが多い。

夢様状態と名付けたのは，この状態が患者が過去に出会ったり，体験したことのある人物，あるいは場面の視覚的再現であり，追想幻覚 ecmnesic hallucination と呼べるような特徴を持っており，患者のなかに発作の後で「夢を見ていたようだ」と述懐するものがあるところからきている。夢様状態が夢と同じように患者の主観的体験であるのに対して，精

神自動症は客観的に認めることのできる行動で，新しいてんかんの例として Jackson が挙げた「寝呆けのような状態になって何哩もあるき続けたり，運河に飛びこんだり，教会堂のなかで突然靴を脱いでみたり，路上で着衣を脱いで裸になる」といった異常行動が精神自動症の典型である。

　研究の初期には，これら二つをそれぞれ独立の症状と考えていたが，後になると，これらはしばしば同一患者に併存すること，さらには，いずれの発作にも臭い，味のような食餌性感覚異常が伴う（「てんかんの診断に関する講義 Lectures on the diagnosis of epilepsy」1879）ことから，これらは嗅脳に「発射性損傷」を持つ特別なてんかんではないかと考えるようになる。この考えをはっきりと声明したのが，Brain に発表された「てんかん特殊型について On a particular variety of epilepsy」(1888)[22] である。「てんかん発作後精神障害」の研究から，今，Jackson の手によって新しいてんかんが誕生したのである。この新しいてんかんが今日の側頭葉てんかんの源流であることはいうまでもない。

　てんかん特殊型が嗅脳の「発射性損傷」ではないかという Jackson の推測を裏付ける剖見例がまず，彼の弟子 Anderson, J. によって報告された (Brain, 1886)[8]。この症例は33歳の学校教師で4年ぐらい前から，左眼，ついで右眼の視力障害，1年ほど前から苦い味の発作 (paroximal taste sensation) と夢様状態（仲間の子供たちと遊んでいると近所の小母さんに叱られる場面）が頻繁に起こるようになった。Jackson は左側頭葉の腫瘍と診断したが，剖見所見はその通りだった。病変は下垂体柄から発育した多嚢胞性腫瘍（頭蓋咽頭腫）で，左側頭葉内側の前端まで広がっている。この症例では病変の広がりが大きすぎて，側頭葉のいずれの部分が責任病巣であるかはっきりしなかったが，もっと病変の限局した症例が Jackson と Beevor の報告例 (1889)[23] である。

この例は53歳の女子で，亡くなる2年ほど前から，「ごみが燃えるようないやな臭い」の知覚発作と「黒人の女性と一緒に働いている調理場の場面」を内容とする夢様状態の発作が起こるようになり，National Hospitalに入院，死亡した。病変は，右側頭葉の前方部に限局した小蜜柑大のグリオーマで，腫瘍に侵された領域は　側頭葉底面前端部および扁桃体 amygdala のほぼ全域と鈎回 uncus（海馬回 hippocampus）の前端の一部で，鈎回（海馬回）後方の大部分は侵襲から免れている。Jackson はこの所見を重視して，特殊型の責任病巣は鈎回 uncus であろうと推定するが，この推定を一層確実にしたのが次の症例の剖見所見である[26]。

この症例は Jackson が主治医として20年にわたって治療した医師で，てんかん特殊型に典型的な発作をもっており，その詳細な自己観察（その一部は Jackson の紹介で医学雑誌 Practitioner May 1874 に発表されている）が，夢様状態，精神自動症の症候学を明らかにするのに役立った症例である。この人はときたまの特殊型発作以外には正常であったから開業医として働いていたが，持薬に用いていた抱水クロラールの量が多すぎて中毒死した。病巣は左側海馬鈎回 uncus gyri hippocampi の髄質の一部に限局したご豌豆大のごく小さい，古い梗塞巣である。

これらのてんかん特殊型の剖見所見，特に最後の症例の所見から Jackson は嗅脳，なかんずく海馬鈎 uncus が特殊型の責任病巣にちがいないと考えて，特殊型に代えて「てんかん発作鈎回群 uncinate groups of epileptic fits」という新しい名称を提唱した（1899）[27]。Jackson が特殊型，すなわち，夢様状態および精神自動症の発射性損傷の局在部位として想定した海馬鈎 uncus と，その周辺領域は，1950年代以後の研究で側頭葉てんかんとの関係が明らかになった大脳辺縁系にほかならない。それ故に，Jackson は側頭葉てんかんに関する現代の知見を100年前にすでに予見し

ていたというべきである。しかし，彼の卓見はそれだけではない。すなわち，単に側頭葉てんかんの発見にとどまらず，その研究から神経学全般の基礎原理である「神経系の進化と解体」が発展したことである。

5．てんかんと「神経系の進化と解体」

「神経系の進化と解体に関するクローン講義」[31] によれば，「神経系の機能は進化 evolution の過程において階層体制 hierarchy を形成しており，高次階層はそれ自身に固有の機能とともに，低次階層を統制，制御する機能を備えている。神経系の疾患はこの進化の過程の逆行であり，この逆行を機能解体 dissolution という。ある階層の機能解体はそれ自身に固有の症状（陰性要素 negative element，陰性症状 negative symptom）とともに，それ自体は健康な低次階層の機能の解放 release としての症状（陽性要素 positive element，陽性症状 positive symptom）を伴う」のである。

この原理からすると，神経系の機能解体としての疾患の症状は「陰性要素と陽性要素の重複 duplex of negative and positive element」である。この原理を夢様状態と精神自動症に適用すると（事の真実は夢様状態と精神自動症の観察と考察からこの原理が導かれたのだが），これらの症状は大脳灰白質の過剰発射による機能解体によって開放されたそれ自体は健康な低次階層の活動，すなわち，陽性症状として意味付けられる。夢様状態と精神自動症が陰性症状ではありえないことは，てんかん性過剰発射は神経要素の機能解体であり，Jackson が巧みに比喩したように，「戦線離脱 hors de combat」であり，活動の停止である。無から有を生ずる道理がないからである。それではこの場合の陰性症状は何か。Jackson の解釈は次のようである。

「ある患者がてんかん発作のときに，自分の妻を看護婦と思い違いをしたとする。それは，患者が看護婦を認知できない not-knowing という陰性症状 negative symptom に，看護婦を妻と誤認する wrong knowing という陽性症状が重なったからである。陰性症状は疾患過程の直接の表現であり，陽性症状は疾患過程によって解放された低次階層領域の活動の表現である」（「精神病の諸要因について The factors of insanities」1894）[25]。夢様状態と自動症との違いも「神経系の進化と解体」の原理から理解することができる。両者の現象的な相違は，夢様状態では後からの追想がある程度可能で，患者から体験の陳述が得られるのに対して，精神自動症ではそれがほとんど不可能であるということである。Jackson はこの二つをそれぞれ，夢を見る睡眠の階層，夢遊 somnambulism の階層になぞらえ，夢様状態は「精神の器官 organ of mind」である「神経系進化の最高階層 highest level」の最上層，精神自動症は第2層の解体に対応する陽性症状として理解する。Jackson の神経系階層論はよく知られているように，神経系の機能を進化の過程として捉え，より単純，自動的，組織的，画一的，不随意的な階層から，複雑，非自動的，非組織的，非画一的，自由な階層にむかって，その主要な階層として，最低階層 lowest level，中等階層 middle level，最高階層 highest level の3階層を想定する。最低階層は構造的には延髄および脊髄，機能的には姿勢維持，生命維持機能，中等階層は構造的には前後中心回，機能的には運動・知覚，そして最高階層は構造的には前中心回前方前頭葉（今日の知識からすれば，頭頂葉，側頭葉，後頭葉，大脳辺縁系も含まれるだろう）からなり，最高階層は人間において最も進化，発達した「心の器官」である。

さきにも述べたように Jackson は最高階層についてだけ，これをさらに5層に区別しているが，この構想は霊妙，複雑な心の働きに対応する「心

の器官」，最高階層，すなわち大脳皮質の構造が複雑であることを思うとき，解剖学的構造とは対応しない，理論上の仮定ではあっても，精神疾患の症状の理解に役立つきわめて妥当な着想である。Jackson は「神経系の進化と解体」の原理を側頭葉てんかんの精神障害に適用したばかりでなく，精神疾患一般の構造論に発展させているが），その現代精神医学への適用がフランスの精神医学者 Henri Ey の「器質力動論 un modèle organo-dynamique」(1975) [13] によって試みられている。ここでは，Jackson の思想が神経学のみならず，精神医学にも影響を及ぼしていること，その源泉がてんかんの研究にあることを指摘するに止めて，本題に戻ろう。

「神経系の進化と解体」の原理に照らすとき，てんかんはいかなる階層の解体なのか。その答えはきわめて明快である。てんかんは三つの階層のいずれにおいても起こり得る。てんかんは灰白質の局所的過剰発射（Jackson の定義）であるからである。てんかんは一つであると考える Jackson にとって「分類 classification」は切実な問題ではなかったが，この時代の真正てんかん（特発てんかん）と症候性てんかんを分ける二分法 dichotomy には批判的で，これを「植木職人の分類」と揶揄した。そして，実用されないことは承知の上で「科学的分類 scientific classification」を提案した（1880）。これはてんかんを神経系進化の階層別に分ける分類法である。すなわち，最高階層てんかん，中等階層てんかん，最低階層てんかんである。今日の分類（Jackson が批判した植木屋的二分法をいまもって踏襲しているが）と対比すると，特発全般てんかん，側頭葉てんかんは最高階層てんかんに，Jackson てんかんは中等階層てんかんに，自律神経てんかんは最低階層てんかんに含まれるだろう。

Jackson が自認したように，この科学的分類は実用されることはなかったが，側頭葉てんかんなどの部分てんかんと全般てんかんの症状構成の相

違が，前者を最高階層の「全面解体 uniform dissolution」，後者を「局所解体 local dissolution」として理解することによって一層明らかすることができるなど研究上の利点が少なくない。しかし，もっと大事なことは，てんかんが心の器官である最高階層から，生命の器官である最低階層に至るまで，神経系進化のすべての階層の解体をきたす神経系疾患であることをこの科学分類がはっきりと示していることである。今日でも，てんかんは神経疾患か，精神疾患かがしばしば論議のまとになるが，この二者択一の議論が全く無意味であることを教えているのが Jackson の実用にならない科学的分類なのである。

6．おわりに

研究者としての Jackson に視点を置いて述べたこの稿を終わるにあたって，私はヒューマニスト Jackson の一面を語らなければならない思いにかられる。彼がてんかんの診療と研究を生涯の仕事としたのは，医師，研究者としての真理を極めようとする探求心が旺盛であったからにちがいないが，ただそれだけなのだろうか。「てんかん発作後の一時的精神障害について On temporary mental disorders after epileptic paroxysms」（1874）[19] のなかの次の言葉はこの疑問に答えているように思われる。

　　てんかんをもつ人は災厄を背負った人たちである。発作という不幸，火に落ちて顔を火傷するかもしれない不運，さらにその上，発作の際，無意識で行なった「犯罪」のために刑罰に処せられる災難をも負わされている。私たち医師は彼らを治療するだけでなく，この問題でも彼らを援助しなければならない。The epileptic is beset with troubles;

besides the calamity of fits, and besides such ill chances as severely burning his face by falling into the fire, there is the poossible further calamity that he may be punished for "crimes" he has committed unconciously directly after a seizure. We help them as well as by treatment of their malady.

　この論文はウェストライディング癲狂院のてんかん研究に参加していたさなかに書かれており，そこで出会ったてんかんを持つ人たちの苛酷な運命が彼の心情を揺り動かしたにちがいない。彼は「てんかんの人たちを治療するだけではなく，援助しなければならない」と書いているが，ただ書いただけでなく，後に実際に，てんかんを持つ人たちの社会的援助活動に参加するようになる。1892年，世界ではじめての，てんかんを持つ人の救援団体として，「全国てんかん協会 The National Society for Epilepsy」[30]がロンドンの慈善家，National Hospital の医師有志の主唱で創立された。その結成に尽力し，創立宣言を起草したのが Jackson であった。協会はロスチャイルド家をはじめ財界の協力を得て，ロンドン郊外に広大な農園を手に入れ，てんかんコロニーを建設した。Jackson たち National Hospital のスタッフはそこでの医療，研究を担当した。このコロニーは今，「チャルフォントてんかんセンター Chalfont Centre for Epilepsy」として発展している。
　てんかんを持つ人の運命はどれだけ変わっただろうか。てんかんを持つ人は治療だけではなく援助を必要としている，という Jackson の120年前の言葉は今でも生きていると私は思う。

文　献

1）秋元波留夫：Jackson の人と学説。失行症 初版．pp133-153，金原商店 1935（復刻版，東大出版会，第4刷 1981）
2）秋元波留夫：John Hughlings Jackson. Clinical Neurosciences 3：123, 1985.
3）秋元波留夫：失語研究と John Hughlings Jackson. 失語症研究 18：55-65, 1988.
4）秋元波留夫：精神疾患研究と John Hughlings Jackson. 精神医学 30：368-380, 1988.
5）秋元波留夫：てんかん研究と精神医学．北陸神経精神医学雑誌 2：1-15, 1988.
6）秋元波留夫：てんかん研究と John Hughlings Jackson. てんかん研究 7：1-12, 1989.
7）秋元波留夫：てんかんから学ぶ。精神医学逍遥．医学書院，1994.
8）Anderson, J.：On sensory epilepsy. A case of basal cerebral tumour, affecting the left temporo-sphenoidal lobe, and giving rise to a paroxysmal tast-sensation and dreamy state. Brain 9：385-395, 1886.
9）Buzzard, T.：Orbituary. Huglings Jackson. Br Med J 2：952-953.1911.
10）Critshley, M.：Hughlings Jackson, the sage of Manchester Square. In the Citadel of the senses and other essays. Raven Press, New York,
11）Critshley, M.：Hughlings Jackson, the man,and the early days of National Hospital. Prc R Soc Med 53：613-618,l960.
12）Critshley, M.：Hughlings Jackson, the man and his time. Arch Neurol 43：435-437,1986.
13）Ey, H.：Des idées de Jackson à un modèle organo-dynamique en psychiatrie. 大橋博司他訳：ジャクソンと精神医学．みすず書房，1979.
14）Ferrier, D.：Experimantal reserches in cerebral physiology and pathology. West Ridings Lunatic Asylum Medical Reports 3：30-96, 1873.
15）George, M.S., et al：The changing 19th-century view of epilepsy as reflected in the West Riding Lunatic Asylum Medical Reports, 1871-1876,vols 1-6. Neurology 42：246-249, l992.
16）Jackson, J.H.：Clinical remarks on cases of temporary loss of speech and of power of expression and on epilepsies. Medical Times and Gazette 1：442, 1866.
17）Jackson, J.H.：A study of convulsion（1970）. Selected Writings of John

Hughlings Jackson, edited by Taylor,J.,vol.1. pp8-36, 1931.
18) Jackson, J.H.：On the anatomical, physiological, and pathological investigation on epilepsies. West Ridings Lunatic Asylum Medical Reports 3：315-360, 1873.
19) Jackson, J.H.：On temporary mental disorders after epileptic paroxysms.West Ridings Lunatic Asylum Medical Reports 5：103-129, 1874.
20) Jackson, J.H.：On epilepsies and on the after effects of epileptic discharges. West Ridings Lunatic Asylum Medical Reports 6：266-278,1876.
21)
22) Jackson, J.H.：On a particular variety of epilepsy, one case with symptoms of organic brain diease. Brain 11：179-207, 1888.
23) Jackson,J.H.and Beever,C.E.：Case of tumour of right temporo-sphenoidal lobe bearin on localization of smell and on the interpretation of a particular variety of epilepsy. Brain 12：346-357, 1889.
24) Jackson, J.H.：Lumerian Lectures on convulsive seizures. British Medical Journal 1, 703, 765,821, Lancet 1：685, 735, 785, 1890.
25) Jackson, J.H.：The factors of insanities. Medical Press and Circular 2：615-625, 1894.
26) Jackson, J.H. and Colman, W.：Case of epilepsy with tasting Movements and "dreamy state"‥ very small patch of softning in the left uncinate gyrus. Brain 21：580-590, 1898.
27) Jackson, J.H.：On the symptomatology of slight epileptic fits supported to depend on discharge-lesions of the uncinate gyrus. Lancet 1：79, 1899.
28) Rolak, L.A. et al：Clinical features of Todd's post-epileptic paralysis. Journal of Neurology, Neurosurgery, and Psychiatry 55：63-64,1992.
29) Reynolds, E.H.：Hughlings Jackson. A Yorkshireman's cotribution to epilepsy. Arch Neur 45：674-678, 1988.
30) Sander, J.W.A.S., et al：The neurological fouders of the National Society for Epilepsy and of the Chalfont Centre for Epilepsy. Journal of Neurology, Neurosurgery, and Psychiatry 56：599-604,1993.
31) Sittig, O：Die Croon-Vorlesungen über Aufbau und Abbau des Nervensystems. Berlin 1927.
32) Taylor, J.：Selected Writings of John Hughlings Jackson. 1. 2, 1931.
33) Taylor, D.C.：One hundred years of epilepsy surgery. Sir Victor Horsley's

contribution. Surgical Treatment of the Epilepsy, edited by J.Engel, Raven Press, New York 1987.
34) Temkin, O.: The Falling Sickness. The Johns Hopkins Press, 1971（和田豊治訳：てんかんの歴史，中央洋書出版部，1988）.

（石川県てんかん懇話会特別講演原稿に加筆。1944年3月14日）

第 2 章 John Hughlings Jackson と失語研究

1. はじめに

　John Hughlings Jackson（1835-1911）の論著を James Taylor 編纂の Selected Writings[29] その他の文献で読み直す機会があり，これまで気がつかなかった失語に関する卓越した見解をあらためて再発見したように思うので，その一端をお話ししてみたい。

2. 失語に関する最初の報告

　Jackson の失語に関する最初の報告は彼が故郷のヨークからロンドンに出てきて神経疾患患者の診療に従事して 3 年目の 1864 年に若冠 29 歳でまとめた論文である。この論文は「London Hospital の内科および外科スタッフによる臨床講義と報告　第 1 巻」に載っており，「言葉の喪失。それと心臓弁疾患，右片麻痺との関連 ― 嗅覚欠損 ― ヒョレアにおける言葉の欠損 ― てんかんにおける動脈支配領域」[13] という彼の論文の特徴である長たらしい題名がついている。Taylor の選集にはこの論文で述べられている多数の症例のうちの第 19 例[14] と第 37 例[15] しか載っておらず，これまで読む機会がなかったが，幸い，千葉大学神経内科河村満博士の好意により，稀覯本となっている原著を手にすることができた。ここに記して感謝

の意を表する。

　この論文は彼自身および同僚が診療，観察した34例の失語症例の病歴と考察を述べたものだが，彼の失語研究の端緒となった重要な記録である。症例の大部分は失語，半身麻痺および心臓弁疾患がトリアスをなして合併したもので，その多くは半身麻痺を呈した身体側のジャクソンてんかんを伴っている。そしてこれらのジャクソンてんかんの多くは発作の回復後に一過性（ごく短いものから，数日にわたるものまで）失語を残した。彼はこれをてんかん発作後失語 post-epileptic aphasia とよび，失語の本態を解明していく上にきわめて重要な知見を提供することを強調している。今日，てんかんの治療が進み，発作のコントロールがさほど困難ではなくなったから，歴然とした発作後失語を観察することはほとんどなくなったが，Jackson の時代にはてんかんはしばしば失語の原因であり，また狂気の原因だった。しかし，この事実に着目しててんかんと失語を関連させた研究者は Jackson ただひとりである。

　彼が当時のイギリスでは誰も興味をもたなかった失語の問題に関心をもった動機は創設されて間もない神経専門病院である「国立てんかん・麻痺者病院」"National Hospital for the Epileptic and Paralysed" と関連病院である「ロンドン病院」"London Hospital" で「言葉を失った患者」"speechless patients" を多数観察する機会があったこととともに，ヨーロッパの学界に一大旋風をまきおこした Paul Broca（1824-1880）の構音言語中枢に関する提唱（1861）[10] が若い Jackson の探求心を刺激したことは推察に難くない。彼の失語に関する論文の冒頭に「これから述べる観察例から得られた知見は私の独自に到達したものであるが，その主要な点についてはすでに Monsieur Broca（外国の先輩として敬意を表したのだろう。Monsieur と呼んでいる）が先取りしている。だから，私のするこ

とは単に彼の説を証明するだけのことである」と書かれ，記述のいたるところで Broca の学説をひきあいに出して考察を加えている。

　彼が集めた失語症例 34 例のうち，31 例は失語と右半身麻痺，3 例が失語と左半身麻痺の合併例である（利手については記載がない）。左麻痺例についても，左半球の障害を推定させる臨床症状があることから，失語が左大脳半球の病変と優先的に関係があるとする Broca の主張を積極的に彼は支持した。19 世紀前半の医学界にとって，今日いうところの優位半球学説は異端であり，Gratiolet によって代表される両半球機能重複説（"double in function"，両半球が同じ働きをする，脳のあらゆる部分は機能的に同質とみなす考え方）が主流であった[9]。Broca の主張に対しては賛否両論があり，活発な論争がヨーロッパ各地の学会でくりかえされていた。Broca 批判の急先鋒はパリの神経医として有名な Trousseau である。彼は左側半身麻痺の患者に失語が見られた 1 例の臨床例から左半球の優位を唱える Broca の主張に反論した。この論争について Jackson は彼の論文で次のようなほほえましい —— 私は読みながら思わず笑ってしまった —— コメントを加えている。

　　この 2 人の秀れた先輩に敬意を払いながら，あえていわしてもらえば，Monsieur Trousseau の意見は保守的 conservative であり，Monsieur Broca は進歩的 radical である。M.Broca は新事実を示したが，M.Trousseau は旧来の生理学原理を墨守する。

　Jackson は Trousseau が剖検所見を欠く臨床例に基づいて Broca の発見した新事実を否定する態度を保守的であるとし，研究者は事実に何よりも忠実でなければならないと自戒している。また，彼は失語病巣の局在

問題について，てんかん発作後失語が運動麻痺にも劣らず重要な考察の足がかりとなることを強調している。彼の考えでは，心臓弁疾患の患者に突然半身麻痺と失語が起こるのは，中大脳動脈のいずれかの部位に塞栓が生ずるためであり，永続的な半身麻痺と失語は塞栓の結果生じた神経組織の破壊のためであり，てんかん発作後失語は塞栓性血流障害による一過性症状として解釈されるべきものであった。てんかん発作後失語は，それゆえに，失語と関係のある脳領域が中大脳動脈の支配領域であることをもっとも端的に証明する事実であると指摘している。当時，てんかんけいれんの起始部（今日の用語ではてんかん焦点）は延髄にあると信じられていたが，Jackson はそれが中脳大脳動脈支配領域，したがって大脳皮質の一定領域および線状体 ― 今日の錐体外路系 ― にあることをこれらの症例の臨床観察から確かめることができた。

彼はしかし，Broca の単なる追随者ではなかった。彼は構音障害を意味する Broca の失構語 aphemia を本来の言葉の喪失と区別し，Trousseau が新しく提唱した失語 aphasia（1864）という用語をいちはやく採用している。失構語は今日廃語となったが，このことに関するかぎり，彼は Trousseau の賛同者であった。

3．Broca 批判から独自の考想へ

Broca に対する批判が鮮明な形で提出されているのは，最初の論文が書かれてから2年目の1866年に発表された「言語 language の生理学および病理学に関する覚え書」[16] である。彼は Broca の言語理論の要である「話す能力」"faculty of speech"，あるいは「語の記憶」"memory of words" を大脳半球のあれこれの限局部位に局在させるやり方の誤りを明

快に指摘した。「能力」あるいは「記憶」といった抽象概念を脳の構造に直接結びつけるのは，心理学と生理学，解剖学の混淆であり，神経学はこの伝統的誤謬から脱却しなければならない，とする彼の学問的生涯を一貫する信条はすでにこの時，明確に呈示されている。この論文が「生理学および病理学に関する覚え書」と題されていることからもそれは明らかである。Jackson の批判にもかかわらず，言語の運動，知覚，概念，さては書字，読字などの中枢を大脳皮質のあれこれの部位に想定する図式的局在論は今世紀20年代まで神経学の主流を占め，その名残りは現代にまで及んでいる。

　この論文でもう一つ注目されるのは Jackson の失語に関する重要な基本的考想が展開されていることである。この論文の副題が「表現の欠陥 defect of expression がもっとも顕著な症状をなしている神経系疾患の症例について」となっているように，彼は話すことができなくなった患者は，単に話すことだけでなく，身ぶりでも自分の意志を表現できなくなる事実を患者の行動の観察から発見した。彼の認識によれば失語患者は（実際はそのすべてではないのだが──秋元），言葉だけではなく身体で自分を表現できない，すなわち，「表現の欠陥」をもった人なのである。表現の欠陥をもつ患者の観察から彼は表現を感情的表現と知的表現にわけている。論文の冒頭で次のように述べている。

　　表現には二つの態様がある。一つは感情的 emotional，他は知的 intellectual である。私たちは前者で私たちが感じていることを，後者で私たちが考えていることを表示する。私たちは前者で驚き，怒り，悲しむけれども，しかし，後者では，信号 signs（一般には言葉）によって事物に関する自分の考えを他人に伝える。ところで，大脳半球のある種の疾患では知的表現は欠如するのに，感情的表現はよく保持され

るものである。

　この短い引用文は，言葉をも含めて，人がおのれを表現する手段のうち，脳疾患によって奪い去られるのは知的表現であり，これに反して感情的表現は残存するという，重要ではあるが，意味の漠然とした Jackson の考えを示しているにすぎないが，それが後年の彼の失語構想の要の一つである「失語者における言語の知的言語から感情言語への退行」の主張への序曲であることは明らかである。
　彼はこの論文で言葉だけでなく，その他に身ぶり，ジェスチャーのような身体的表現でも同様な現象があることに注目して次のように書いている。

　　話すことの欠陥 defect of speech のある患者のなかには，筋の麻痺がないにもかかわらず，命じられたことを為す力を失っているように見える者が少なくない。たとえば，ある患者は食べる，飲みこむ，などの半ば不随意化した行為では全く支障がないのに，命令された場合には舌をだすことができない。彼はまた模倣は可能であるのに，命令された場合には「しかめっつら」"grimace" をすることができない。筋群および筋群の共調中枢の力は存在しているのに，彼，すなわち「全人間」"the whole man"，別言すれば「意志」"will" がそれらを駆動することができないのである。

　この記述が後に Hugo Liepmann (1863-1925) [4] によって失語，失認から区別される独立の症状として提唱された失行 apraxia（観念失行 ideational apraxia）に該当するものであることは明らかである。Liepmann の提唱（1900）にさきだつこと30数年，Jackson は特別な名

称は与えていないが，失行の本質をついた考察を行っていたのである。この考察で特に注目しなければならないのは，失行がしばしば失語と共存することであり，それらは言語とか行為とかの個別的事象を超えて，「全人間」の問題として対処すべきであることを強調していることである。彼は次のように述べている。

　　表現の欠損を主症状とする患者を診療する研修医 students の諸君に望みたいのは，正常な言語から，軽度の欠損を経て，一切の表現の不能に至るまでのあらゆる段階を一貫して研究することである。肝心なことは，言葉で考える心の部分とともに，心全体を考慮することである。大脳半球の疾患に際しては，精神症状の他に，黒内障，てんかん発作，胆汁嘔吐，腹部陥没，肺うっ血，不整脈がしばしば見られることを忘れてはならない。その理由は，脳が「心の器官」"organ of mind" であるばかりでなく，「神経系中の神経系」"the nervous system of the nervous system" であるからである。「心」"mind"，「知覚」"sensory"，「運動」"motor" などの用語によって私たちの自由な思索が束縛されてはならない。

脳疾患によって狂気から不整脈にいたるさまざまな障害が起こり得ること，何故なら脳は神経系中の神経系であるからだ，とする Jackson 得意の警句は，やがて発展する「神経系の進化と解体」の理論のさきぶれといってよい。この理論によれば神経系疾患は神経系機能の解体 dissolution であり，解体が進化 evolution のいずれのレベルにあるかによって狂気から，失語，てんかん，運動麻痺，不整脈にいたる心身症状が惹起される。だから，失語患者を診療し，研究する研究者 students は失語だけではなく，それ

と共存するさまざまな症状，さらには，それらの障害をもつ人間を考えなければならない，という彼の思想は今日なお新鮮さを失っていないと私は思う。

　失語患者にしばしば認められる言葉以外の表現の障害については1878年に発表された短い論文[19]で一層精密な考察が加えられている。命令によって舌を出すことができないのは命令を理解しないためではないことの証明として，舌を出せと命ぜられた患者が，自分の指で舌をいじる動作をすることをあげ，提舌だけでなく，両眼を一定方向にむける（瞥視），片手をあげる，息を吸い込む，などの動作が同様な特徴をもつ障害を呈することを注意しなければならないと述べている。言語と行為を通じて認められるこれらの一見様相を異にした現象は基本的には同一であり，「それらはすべて一層自動的な状態への退行のあかしである」"They all show a reduction to a more automatic condition" というのがこの論文の結論である。「神経系の進化と解体」の考想の一端が看取される。

　話を Broca 批判に戻そう。前述のように Jackson は1866年にはすでに Broca に対する根源的な批判を展開したが，その後の彼自身の失語および言語に関する臨床研究とこれに基づく思索を Broca の講演に対する討論の形で公表したのが1868年である。この年，ノーウィチで開かれたイギリス学術振興会の年次総会で Broca は失語について講演を行った。Jackson はその討論者であった。彼の発言の詳しい内容は記録されていないが，彼の思想の後継者である Henry Head[12] によると，言語の二重性，すなわち知的言語と感情言語の二層構成の指摘と，失語は言語の全面的喪失ではなく，知性言語の喪失であり，感情言語への退行であることの強調であった。この主張が失語を言葉の記憶の喪失と考える Broca の意見と真向から対立するものであることはいうまでもない。

ノーウィチの対決以後，Jackson は Broca と訣別して独自の道を歩みはじめる。失語に関する論稿としては,「脳の二重性の性質について」(1874)[17]，「半身麻痺および認知不能 imperception を伴う視神経炎を欠く大きな脳腫瘍の症例」(1876)[18]，「脳疾患に由来する話すことの障害について」(1878-1879[20]，1879-1880[21]，1879-1880[22]) から，最後の論文「思惟における言葉とその他の象徴」[27]にいたるまで，貴重な遺産として残されており，失語研究およびてんかん研究と平行して進められた「神経系の進化と解体」に関する諸論文[23,24,25,26]とともに，不屈の探求精神が歩んだ道を私たちはいまたどることができる。

　Jackson の「神経系の進化と解体」の理論はジャクソニズムとよばれるが，私はしばらく失語に関するジャクソニズムのエッセンスを，特にリハビリテーションに裨益することがあると私が思うことに重点をおいて述べることにする。

4．知的言語と感情言語

　Jackson の失語理論の出発点であり，その核心でもある知的言語と感情言語は初期の論文では並列的にとらえられていたが，「神経系の進化と解体」の考想の展開とともに，それらは言語進化の発展段階として意義づけられるようになった。1884 年のクローン講義[24]で彼は次のように述べている。

　　失語は解体の理論 doctrine of dissolution をよく説明する。全く言葉を失った場合を考えて見よう。①知的，すなわち，より随意的な言語の喪失と，これに対して，感情的，すなわち，より自動的な言語の

保持。患者は話すことができず，パントマイム（黙劇，つまり身体的表現 — 秋元）も至難だが，これに反して患者は笑い，しかめ面をし，声の調子を変え（唄うことも），種々の仕草を平常通り行うことができる。感情の表現である「仕草」"gesticulation" は知的言語の一部であるパントマイムから区別しなければならない。②言葉を喪った患者にしばしば "yes" と "no" が残存する事実は頗る重要である。患者はこれらの二つの最も自動化した言葉を除いてすべての言葉を失っているのである。"yes" と "no" は何らかの表示に対して，同意もしくは不同意を唱える最も普遍的な表現である。それらは頻繁に使用されるから，対応する神経要素 nervous arrangements（Jackson 的用語であるが，神経回路と理解すべきだろう — 秋元）は必然的に最も高度に「組織化」"organized" されている。③言葉を発することのできない患者が言われたことを理解する事実も重要である。それは言葉の随意的な使用の喪失に対して言葉の自動的な使用の保持されている証拠である（この提言は失語のすべてに適用することはできない。Jackson は表出面に重点をおいて失語を問題にしたためにこのような見解を抱いたのだろう — 秋元）。④失語者の発する "no" には三つの段階がある。第1はただ単に感情的表現として用いられる場合で，最も自動化された使用である。第2は形式的な返事として用いられる場合で，やや自動化された使用である。第3は判断に基く自動化の鈍い使用であり，失語者ではしばしばこの段階の使用が喪失する。⑤提舌の不能（前述したので省略）。

知的言語は感情言語から進化，発展したのであり，大脳半球疾患はより高度の発展（進化）段階である知的言語を解体して感情言語の段階に退行

させる。この引用文の冒頭で「失語は解体の理論をよく説明する」と述べられているが，真実は失語の臨床的事実が解体の理論の妥当性を証明しているのである。

　失語の本質は単なる言葉の喪失ではなく，知的言語から感情言語への退行である。Jackson が後年，知的言語に代えて，随意言語 voluntary language, 命題言語 propositional language, 上級言語 superior language を，感情言語に代えて不随意言語 involuntary language, 感嘆言語 interjectional language, 下級言語 inferior language を好んで用いているのは，失語を言語の解体としてとらえる見地が強固になっていったためであろう。上級言語，下級言語なる用語はこの見地の端的な表明である。上級，下級は価値的基準ではなく，発達，進化の基準に基づく言葉であることはいうまでもない。

　なお，ここで Jackson の進化に関する考え方について一言しておく必要があるだろう。彼自身が述べているように[24]，それは Charles Darwin が「種の起源」において用いた進化論的進化ではなく，Herbert Spencer の「心理学」における進化の概念を発展させたものである。神経系はその機能において，より自動的，画一的，不随意的な段階から，より非自動的，非画一的，随意的な段階に進化（系統発生的，個体発生的に）する。したがって，神経系の機能は最高段階，中等段階，最低段階からなる「階層構造」"hierarchy" を形成する。上級階層は下級階層から進化するけれども，それからの「離脱」"detachment" を行い，新しい性質を帯びる。下級階層に対する制御機構がその一つである。神経系疾患は神経系機能の解体を起こし，より下級の段階に退行するとともに，上級階層の解体による制御機構の喪失により，下級階層の機能は解放，あるいは賦活される。

　失語は神経系進化の最高階層の機能である言語の解体であり，上級言語

からの下級言語への退行である。大脳半球の病変，損傷が深刻，広汎であれば下級言語も喪失する。この段階ではそれはもはや失語ではなく，全面的痴呆である。失語者は，それゆえに，くりかえして強調しなければならないが，言語のまったくの喪失者ではない。彼には言語のもとである感情言語，下級言語は残されているからである。

　ここで，重要なことがある。それは言語 language と話 speech の区別である。私たちは日ごろ両者をまったく同じ意味に用いているが，その区別を重視したのは Jackson である。さきの引用文で明らかなように，言語は話（言葉による表現）だけでなく，パントマイムや仕草のような身体的表現が含まれる。言葉，語 word を用いない，指や手や腕，時には足，全身を用いる仕草（株式取引所での仲買人同士の相図，手旗信号，手話，など）はまさしく，話と同様に言語である。これらの語を用いない身体的言語にも知的言語（上級言語）と感情言語（下級言語）が区別される。パントマイムは前者であり，表情，仕草は後者である。失語で失われるのは前者で，後者は残存する。

　失語者を，それゆえ語を失った者と定義するのは正しくない。それは二重の意味において正しくない。第1に，彼には語が残っているからであり，第2に，彼は語以外の身体的言語（上級言語の意味において）を失っているからである。

　Jackson の失語研究の特色の一つは彼の関心が，「失われた言葉」よりも，むしろ「残っている言葉」に向けられていることである。彼が雑誌 Brain に連載した「脳疾患に由来する話すことの障害について」数篇は彼の臨床観察から集められた「残っている言葉」の実例と考察にあてられていて，いま読んでも教えられるところが多い。

　重要と思われることをあげると，「残っている言葉」が決して固定した

ものではないということである。たとえば "no"，あるいは "yes" しか発語できないと思われた患者が，偶然，意味のある言葉，Jackson の用語を使用すれば「命題的言語」"propositional language" を発することがある。ある患者は「Alice はどうしているか」と娘の安否を気遣う発言をしたし，またある大工の患者は「道具はどこにあるか」という質問に「棟梁」"master" と一言答えた。Jackson はこの単語はそれだけで命題的意味をもつといっている。彼はこの偶然に発する命題的意味をもった発言を「偶然的発言」"occasional utterance" と呼んで，残語の主体をなす，無意味な語のくりかえし jargon，あるいは "Oh, my God!" のような命題性をもたない感嘆詞的きまり文句（これを「反復発言」"recurrence utterance" と呼ぶ）から区別している。

偶然的発言は残語が特定語に限定されるものでないことを示すだけでなく，知的言語が失語者においてまったく失われているのではなく，何らかの要因で動員されうることを示唆する事実として重視される。そして，このことは知的言語と感情的言語が言語進化の段階であり，相互に移行的であることの証明でもある。知的言語を動員する要因が感情であることも Jackson の強調するところであり，知的言語が感情言語として使用される点では失語者も正常者も変わりがない。

以上に述べたように，私たちはともすると失語者を言語を失った者としか見ない嫌いがあるが，彼に残されている広い意味の言語 ― 言葉による言語，身体的言語，上級言語から下級言語に至るまで ― を発見することが，特にリハビリテーションの立場から大切だと思う。

5．内的談話と外的談話

「内的談話」"internal speech"「外的談話」"external speech" は言語一般ではなくて，もっぱら，話すこと（談話）に関する問題である。この用語は当時のフランスやドイツの神経学者によって好んで用いられていたが (language interieur, exterieur：innere und aussere Sprache)，研究者によってその意味はまちまちで，内的談話については声を出さずに話すこと，発言にさきだって言葉をさがすこと，あるいは談話に必要な思考過程一般を指す用語として使用された。共通していた解釈は，内的談話は外的談話の前提であり，前者の結果として後者が生ずること，外的談話の障害は失構語であり，本来の失語ではないこと，本来の失語は内的談話の障害であること，であった。

この通説に対して両者がその本質（「命題形成」"the formation of proposition"）においてまったく同一であり，発声器官の動員があるかないかの相違があるだけだ，という革命的な提言を行って失語理論の近代化への道を開いたのが Jackson である。

彼の考えでは外的談話とは他人に向っておのれの思っていることを言葉を用いて伝えることであり，内的談話とはおのれ自身におのれの思っていることを語る（自問自答）することなのである。内的談話と外的談話が同一の心的過程であることは，ある種の精神病者に顕著に見られる独語 monologue が証明している。彼は心のなかでおのれ自身だけでなく，他人に対しても語るのである。内的談話と外的談話はいずれも自分の考えていることを誰かに伝えることであり，それがつまり「話をする」"speak" なのであり，声に出そうが，出すまいがそれは状況次第である。そこで問題は「話をする」ということはどういうことか，ということであり，それ

が明らかにされてはじめて内的談話も明確，かつ論理的に定義され得る。Jacksonは次のように述べている。

　「話すこと」"speech"が「語」"words"をならべることだというのでは不十分である。それは相互にある特別な仕方で関係づけられた語から構成される。語の適切な関係づけが無ければ話は単なる語の羅列にすぎない。

　話すことは単に語をでたらめにならべたてることでなく，一定の論理，約束（文法）に従って秩序づけることである。Jacksonはこの秩序づけを，アリストテレスにはじまるという論理学の用語を用いて"proposition"とよんでいる[28]。わが国で慣用されている「命題」という訳語を私も使用するが，わかりにくい用語である。それに彼は論理学ではなく神経学の用語としてこの言葉を使っているのだから，彼がどのような意味でこれを使っているのか，よく理解しておく必要がある。
　たとえば，「金は黄色である」というのが命題であるが，それはいくつかの名辞（この例の場合は「金」と「黄色」の二つ ― 秋元）からなっていて，それらは，便宜的な仕組み（文法 ― 秋元）によってきめられた位置によってそれぞれの語の意味を相互に限定しあうことである。無秩序な羅列の場合には，発言された名辞は順々に私たちに認知 perception を生ぜしめるけれども，思考の名に値する，それらの名辞間の関係に関する認知を惹起することはない。個々の名辞によって惹起された認知は「一つのまとまり」"a unit"を形成することはない。単なる名辞の羅列は私たちに何事も語らない。
　このようにして，「話すことは単に語を発することではなく，語を用い

て命題を形成することである」という Jackson の失語理論の基本をなす定義が成立する。この定義から，内的談話も外的談話もその本質において変わるところはなく，いずれも命題化の障害として明確に規定される。話すことの本質が命題形成であるとする時，話すことと考えることの関係が重要なテーマとなってくる。同時代の失語研究者がほとんど無視した言語と思考の問題は彼の初期の論文から最後の労作に至るまで徹底した追求の対象であった。大切なことはこの哲学的ともいえるテーマが，彼のモットーである医学，神経学，そして何よりも臨床の立場から，大脳半球の疾患によって話すことがうまくできなくなった患者の日常生活の綿密な観察によって実証的に検証されたことである。

　話すことの本質が命題化であり，話すことの障害である失語はそれゆえに命題化の障害である。そして命題化は考えること，思考過程である。確かに思考と言葉とは密接な関係がある。そもそも言葉は思考とともに発達する。子供の言葉から，大人の言葉への発達は思考の発達と平行している。人間は「言葉で考える」"think in words" と考えられがちである。だから，言葉を失った人間は考えることができない痴呆者だという見方も起こり得る。これが Jackson が生きた時代の医師の常識であった。

　Jackson は患者の観察からこの常識が間違っていることを発見した。彼は次のように述べている。

　　たしかに，言葉は考えるために，少なくとも私たちの思考の多くにとって必要である。しかし，話すことができない人 speechless man は語のない人 wordless man ではない。彼は自動的，無意識的，半意識的に言葉を用いることができる。

　　話すことができない人も考えることができる。かつて習得した言葉

のすべてを自動的な形で所有しているからである。

　彼が失語患者の観察において失われているものだけでなく，残っているものに注目したことはすでに述べたが，人は言葉を失ってもなお考えることができる，という大切な事実の発見は失語の臨床に携わる者の姿勢はいかにあるべきかを教えていると思う。

　Jackson が話すことの本質，失語とは何かについて語ったことは次の短い文章に要約される。「話すことは思考の一部である。その一部で私たちは他人に対して，あるいは自分自身に対して話をするのである。思考が内的談話だというのは正しくない。話すことができない人（すなわち内的談話を失った人）も考えることができるからである」。話すことの本質である命題形成は思考過程，心的過程であるけれども，思考過程全体，心的過程全体ではなく，事物の心像 image の象徴である言語に関する思考過程，心的過程である。話すことは思考の一部であるということの意味はこのように解すべきである。失語は「思考の障害」"thought disorder" である（失語者の思考は自動化の段階に，別言すれば下級言語の段階に退行しているから）。しかし，思考全般の障害ではなく，言語に関する思考の障害である。ここに失語を狂気，あるいは痴呆から区別する根拠がある。失語はそれゆえ，むしろ，考えることから話すことへの道程の障害であり，命題形成は考えることと話すことの両者にまたがった心的過程であるというべきである。

6. 失語とインパーセプション

　インパーセプション "imperception"（認知不能と訳しておく）は 1876

年に発表された「左片麻痺とインパーセプションを呈した大きな脳腫瘍」という短い症例報告[18]ではじめて Jackson が記載し，命名した症状である。よく知られているように，それは今日失認 agnosia（Sigmund Freud が 1891 年に提唱し[2]，それ以後インパーセプションに代わって広く用いられている）とよばれ，失語，失行とならんで神経心理学の重要な研究領域として発展している。その端緒となったのはこの小さい論文である。

　症例は Eliza T., 59 歳の女性。上肢よりも下肢に強い左片麻痺とともに，質問をほぼ理解し，自発的に話をすることはできるが，聞きまちがえたり，言いまちがえたりする。Jackson が注目したのは失語が比較的軽度（Jackson は重い失語を『言葉の喪失』"loss of speech"，これに対して軽い失語を『言葉の欠損』"defect of speech" とよんで区別した）であるにもかかわらず，この患者の事物や人物や場所の認知 perception がきわだって悪いことだった。彼女が London 病院に入院するきっかけになったのは，30 年以上も住んでいる自宅の近所のビクトリア公園に散歩に行って道がわからなくなり，知人につきそわれて帰宅するという事件である。入院中，看護婦の区別がつかず，みんなを "Annie"（彼女の娘の名前）とよんだ。1 ペンス貨幣と 1 シリング銀貨を区別することができない，といったたぐいである。Jackson はこの症状がこれまで失語の結果と考えられていたのは誤りであり，それとは独立した症状とみなすべきであると考え，新たに認知 perception の不能，すなわち "imperception"（認知不能）と命名した。

　この患者は急性経過をたどって亡くなり，剖検に付された。Jackson が臨床所見から予想したように，病変は右大脳半球にあり，

側頭蝶形葉後部を侵襲した大きなグリオーマであった。

認知の障害を独立の症状として規定したことはそれだけでも神経心理学の歴史に新しい頁を準備した画期的出来事であるが，それはまた失語の本質について重要な寄与をもたらした知見でもあることを忘れてはならない。

言語には表現と認知の二つの側面がある。話すこと，書くことは前者であり，話を聴くこと，読むことは後者である。失語ではこのいずれの側面も，その程度には相違があっても，多かれ少なかれ障害される。失語は表現の障害でもあるし，同時にまた認知の障害である。認知の障害に重点をおけば失語もインパーセプションではないかという疑問が生ずるのは当然である。事実 Jackson と同時代の失語研究者は皆，失語を聴覚的，視覚的「語心像」"word image" の喪失，すなわち，Jackson の定義するインパーセプションとして解釈していたのである。

失語における理解の障害をインパーセプションと明確に区別したのは Jackson の卓見である。彼は失語者の認知 perception がおかされていないことを示す事実を次のようにあげている。

> 失語者が読むことができないのは文字の形態（心像 image）が失われているためではない。書かれ，あるいは印刷された語が象徴としての意味を失っているからである。彼らにとって書かれ，あるいは印刷された文字，あるいは語は単なる形骸にすぎない。

ここに述べられている，失語者に失われているのは心像ではなく，象徴であるということの意味を敷衍すると，文字や語が具体的な事物と異なって，心像の象徴である言葉のそのまた象徴であり，失語者では心像の象徴

である言葉が失われているがゆえに，その結果として書くことも読むこともできない，ということである。失語者にとっては書かれたり，印刷された文字や語は単なる描画にすぎず，もはや文字でも語でもない。彼の模字は実は模図である。

失語者に心像の障害がないことをもっと端的に示すのは彼が命名したり，言葉の理解が不十分であっても具体事物や人物や場所の認知に支障がない臨床的事実である。彼は日常の事物の使用に差支えがないし，他人を見誤ることもないし，病室を間違えることもない。つまり，本来の失語者にはインパーセプションは存在しないのである。Jackson が明確に定義したように，失語は「象徴の喪失」"loss of symbols" であり，これに対してインパーセプションは「心像の喪失」"loss of images" として明確に区別しなければならない。

7．分類と局在

1) 分類

失語は命題化の障害であるとする Jackson の基本的姿勢から考えても，失語は一つのものなのだから，分類が，図式論者と異なって重大な意味をもたないことは明らかである。

彼は 1868 年の Broca との討論で呈示した失語の程度による 2 段階以外に，分類の名に値するような提言を行っていない。分類は彼の関心事ではなかった，と私は思う。

彼の呈示した失語の 2 段階とは次のようである。

第 1 クラス　Class 1 。失語の程度の重症なもので，彼が「話すことの喪失」"loss of speech" と多くの論文のなかで呼んでいるものと同じであ

る。言語，とくに「知的言語」"intellectual language" がほとんどできなくなり，感情言語 emotional language は残るが，重症例では"yes"あるいは"no"ぐらいしかいえない。「内的談話」"internal speech" が喪われているから，書いたり読んだりすることもできない。自然の表情はあるがパントマイムは不可能となる。

第2クラス　Class 2。障害の程度が比較的軽い段階で，Jackson は「話すことの欠損」"defect of speech" ともよんでいる。第1クラスと比較して言葉は多く残っているが，言い間違い（錯語），文法上の誤りが多い。訳のわからぬ言葉（ジャルゴン jargon）で一生懸命応答する。第1クラスが寡黙であるのに対して，第2クラスは活動的で饒舌である。

第1クラスと第2クラスの特徴は，前述の「神経系の進化と解体」の理論により一層明瞭となる。この理論によれば失語は言語なる心的機能の解体である。第1クラスと第2クラスは「解体の深度」"depth of dissolution" の相違でもある。第1クラスは解体が深刻であるがゆえに，言語の喪失が著しく，残存する言語（感情言語）が少ない。これに対して，第2クラスは解体の深度が浅いゆえに，言語の喪失が少なく，残存する言語（感情言語，崩かいした言語）が過剰である。

解体理論の用語を用いれば失語における知的言語（随意言語，命題言語，上級言語）の喪失は「陰性症状」"negative symptom" であり，感情言語（不随意言語，非命題言語，自動化言語，下級言語）あるいは崩壊言語の保持，ないし増強は「陽性症状」"positive symptom" にほかならない。そして，重要なことは陽性症状が陰性症状と異なって，病変をまぬがれた神経組織の機能の表現だということである。Jackson は失語の研修者に陽性症状の存在とその意義の重大性を教えたのである。

2）局在

　Jackson が記憶能力，言語能力などの「精神能力」"psychichal faculty" の局在を主張する同時代の傾向に対して，心理学と解剖学・病理学の混淆として批判を加えたことはすでに述べた。彼の失語の症例が右片麻痺，そしてしばしば麻痺例のジャクソンてんかんを呈した事実から，失語における左大脳半球の優位を主張する Broca の提言を支持したが，それは言語中枢の局在を容認したものではなかった。彼は次のように述べている。

　　私は左側前頭回後部が失語において最もしばしば損傷を受ける部位であることを信ずるものであるけれども，「話すこと」"speech" を脳のかかる小領域に局在せしめようとは思わない。「話すこと」を破壊する損傷を局在させることと「話すこと」を局在させることは全く別の仕事である。

　さらに，彼は「急激，かつ広汎な損傷はそれが大脳半球のいずれにおきようとも「話すこと」の何らかの欠損を生じ得る」と述べており，v.Manakow のディアスキシスに先駆する見解を抱いていたように思われる。Broca 批判に出発する Jackson の局在論は 1874 年に発表された「脳の二重性の性質について」に見事に展開されていて，いま読んでも大変面白い。その一節を次にあげる。

　　左大脳半球に限局した損傷によって生じた失語（彼が観察した症例の多くがそうであった — 秋元）の臨床事実は疑いもなく，脳が言葉の使用に関して「二重に」"double" 機能していることを証明している。しかし同時に，これらの症例は両半球がその機能において「重複」

"duplicats"ではないことをも呈示している。両半球はいずれも言葉に関する過程を包含している点では相似であるが，左半球だけが話すことに語を使用する役わりをになっているという点では両半球は相違している。

　この短い引用文は言語のみならず，高次神経機能一般に関する大脳半球優位性について，先見性と洞察に富んだ示唆を意味していると思う。すなわち，Jackson は左半球の主導性はもっぱら命題性をもった言語（知的言語，随意言語，上級言語）に関してであり，自動化言語（感情言語，下級言語）には左右両半球が関与する，と考えているのである。半球優位性の絶対説（たとえば言語については左半球 ── 右手利きの場合 ── にのみ優位性を認める立場）に対して相対説を唱えた Jackson は，現代の神経心理学の知見を百年前に予見したというべきである。

8．おわりに

　これまでお話ししてきたように，およそ 1 世紀以上前に生きた John Hughlings Jackson は，現代の失語研究にとって，いまなお汲めども滾滾としつきることのない啓示の源流であり続けている。私はその一端を伝えることができただけである。
　彼の書き残したものが研究にとって大切であることはもちろんだが，もっと重要なことは，失語の人たちのリハビリテーションにとって彼の失語理論が堅固な支柱を提供していることだと思う。言葉を失っても，人は考えることができる，言葉は失っても心は失われていない，言葉は思考の道具である。失語者は痴者ではない，失語者は喜び，悲しみ，怒り，泣く

人間である，それらは Jackson が失語という症状ではなく，失語に悩む人間の実存に迫ることによって発見した真実である．失われたものではなく，残っているものに注目しなければならない，という彼の教訓とともにそれらは失語のリハビリテーションに専念する人たちの励ましになるにちがいない．

わが国にどのくらいの失語に悩む人たちがいるのか，調査が行われていないので正確なことはわからないが，「失語症友の会」の話だと全国で数十万をくだらないということである．そしてそのうちで，専門のリハビリテーション施設で言語療法の恩恵に浴することのできる人たちはどのくらいいるのだろうか．それほど多くはないだろう．専門施設の増設が必要であるとともに，専門スタッフ，特に言語療法士の育成が必要である．言語療法士の資格制度の実現が焦眉の急務であることは言をまたない．日本失語症学会が，言語療法士資格制度実現運動の先頭に立つことを望むものである．

文　献

1) 秋元波留夫：失行症（1935）．復刻版東京大学出版会，初版，1976.
2) 秋元波留夫：神経心理学序説 ― 神経心理学の源流に棹さして．神経心理学の源流．失語篇上．pp1-9, 1982.
3) 秋元波留夫：John Hughlings Jackson. Clinical Neuroscience 3：235, 1985.
4) 秋元波留夫：失行研究と Hugo Liepmann. 神経心理学 1：4-14, 1985.
5) 秋元波留夫：失行・失認研究の進歩とリハビリテーション．総合リハビリテーション 14：823-831, 1986.
6) 秋元波留夫・山口成良編：神経精神医学．pp3-4, 創造出版，1988.
7) 秋元波留夫：精神疾患研究と John Hughlings Jackson. 精神医学 30, 1988.
8) 秋元波留夫：てんかん研究と John Hughlings Jackson. てんかん研究 6, 1988.
9) Brain, W.R.：Speech disorders-aphasia,apraxia and agnosia, Butlerworch and Co. Ltd., 1965（秋元波留夫監訳：失語症，pp36-39, 東京大学出版会，初版，1978）.
10) Broca, P.：Remarque sur la siege de la faculte du language articule, suivie

d'une observation d' aphemie. Bulletin de la societe anatomique. 1863（萬年甫訳：失語症の一例に基く構音言語機能の座に関する考察．神経心理学の源流．失語篇上．pp21-45, 創造出版, 1982）．
11) Freud, S.：Zur Auffassung der Aphasien. Eine kritische Studie. Franz Deuticke, Leipzig u.Wien, 1891.
12) Head, H.：John Hughlings Jackson on aphasia and kindred affections of speech. Brain 38：1-27, 1915.
13) Jackson, J.H.：Loss of speech. Its association with valvular disease of the heart, and with the hemiplegia on the right side. Defects of smell. Efects of speech in chorea. Arterial region in epilepsy. Clinical lectures and reports by the medical and surgical staff of the London Hospital. 1, John Churchill and Sons, New Burlington Street, London, pp388-471, 1864.
14) Jackson, J.H.：Loss of speech with hemiplegia of the left side, vulvar disease, epileptiform convulsions affecting the side paralysed. Medical Times and Gazette 2, 166, 1864（Taylor, J.：Selected Writings of John Hughlings Jackson 1. pp3-4, 1931）．
15) Jackson, J.H.：Blow on the left side of the head,loss of speech and hemiplegia on the right side：subsequently unilateral epileptiform seizures, beginnig in the side paralysed. London Hospital Reports 1. p469, 1864.（Taylor, J.：Selected Writings of John Hughlings Jackson. 1. pp2-3, 1931）．
16) Jackson, J.H.：Notes on the physiology and pathology of language. Remarks on those cases of disease of the nervous system, in which defect of expression is the most striking symptom. Medical Times and Gazette 1, 659-666, 1866（Taylor, J.：Selected Writings of John Hughlings Jackson 2. pp121-128, 1932）．
17) Jackson, J.H.：On the nature of the duality of the brain. Medical Press and Circular, 1, 19-63, 1874（Taylor, J.：Selected Writings of John Hughlings Jackson 2. pp129-145, 1932）．
18) Jackson,J.H.：Case of large cerebral tumor without optic neuritis and with hemiplegia and imperception. Royal London Ophthalmic Hospital Reports. 3, 434-440, 1876（Taylor, J.：Selected Writings of John Hughlings Jackson 2. pp146-152, 1932）．
19) Jackson, J.H.：Remarks on non-protrusion of the tongue in some case of aphasia. Lancet 1, 716-717, 1878（Taylor, J.：Selected Writings of John Hughlings Jackson 2. pp153-154, 1932）．
20) Jackson, J.H.：On affections of speech from disease of the brain. Brain 1：304-330, 1878-1879.
21) Jackson, J.H.：On affections of speech from disease of the brain. Brain 2：203-222, 1879-1880.
22) Jackson, J.H.：On affections of speech from disease of the brain. Brain 2：

323-356, 1879-1880.
23) Jackson, J.H.：On some implications of dissolution of the nervous system. Medical Press and Circular. 2, 411-1882（Taylor, J.：Selected Writings of John Hughlings Jackson 2. pp29-44, 1932）.
24) Jackson, J.H.：Evolution and dissolution of the nervous system（Croonian Lectures delivered at the Royal College of Physians, March 1884）. Lancet 1, 535, 649, 739, 1884（Taylor, J.：Selected Writings of John Hughlings Jackson 2. pp45-75, 1932）.
25) Jackson, J.H.：Remarks on evolution and dissolution of the nervous system. Journal of Mental Science, April, 1887（Taylor, J.：Selected Writings of John Hughlings Jackson 2. pp76-91, 1932）.
26) Jackson, J.H.：Remarks on evolution and dissolution of the nervous system. Medical Press and Circular, 2, 1887（Taylor, J.：Selected Writings of John Hughlings Jackson 2. pp92-118, 1932）.
27) Jackson, J.H.：Words and other symbols in mentation. Medical Press and Circular. 2, 1893（Taylor, J.：Selected Writings of John Hughlings Jackson 2. pp205-212, 1932）.
28) Riese, W.：The sources of John Hughlings Jackson's view on aphasia. Brain 88：811-822 1965.
29) Taylor, J.：Selected Writings of John Hughlings Jackson. Hodder and Staughton, London, 1, 1931, 2, 1932.

(1987年11月5日第11回日本失語症学会特別講演。失語症研究 18, 153-163, 1988)

第3章　John Hughlings Jackson と精神疾患研究

1．はじめに

　Jackson の研究は神経学の広い範囲に及んでいるが[3,5]，その中心はてんかんであり，失語研究もそれから発展したものである。しかし，神経学者である彼の最大の関心は神経系進化の最高峰である精神の問題であり，狂気とは何かを解明することにあった。私はすでに，彼のてんかん研究[7]，失語研究[6]について論評を加えたが，最後に，私の生涯を通じて教えられるところの多かった精神疾患に関する Jackson の研究について述べることにする。

2．てんかんから狂気の研究へ

　Jackson の狂気の研究の出発点となったのは，ロンドンの神経専門病院 National Hospital for the Epileptic and Paralysed と総合病院であるロンドン病院 London Hospital での，主としててんかんに関する緻密な臨床観察と独創的な思索である。

　彼は当時の多くの医師が見逃していたてんかん発作に伴う精神障害に注目して，「夢様状態」"dreamy state"，「精神自動症」"mental automatism" などの新しいシンドロームをはじめて精細，的確に記述して，

側頭葉てんかん研究の基礎を作っただけでなく，この彼のいう「てんかん発作後精神障害」"post-epileptic mental disorder"は，社会にとって危険な存在として癲狂院のなかに監禁されているいわゆる狂気と決して別のものではなく，むしろこれこそ狂気の典型であり，そこから狂気の研究ははじまらなければならないと考えたのである。それは彼の次のような告白で明らかである[12]。

　　私の病院の病棟や外来で，てんかん発作後の軽度で一過性の精神障害を観察する機会がきわめて多い。てんかんは臨床上最も重要な疾患である。Reynoldsによれば神経疾患のおよそ7％がてんかんだという。さらに重要なことは，てんかんがしばしば狂気と結びついていることである。BucknillとTukeによると，癲狂院に収容されている患者の6％はてんかんに由来する狂気である。狂気の患者の6％が発作をもっているというだけでなく，狂気の原因がてんかんだということに注目すべきである（訳者注。てんかんは狂気の原因であるからその研究は狂気の研究に役だつ）。

　　癲狂院医師 alienist physician でない私は（癲狂院に入っている重症の患者よりも）軽度かつ一過性の発作後精神障害を観察する機会が多い。重症なケースよりも，多彩で豊富な行動上の症状をもつ軽症例のほうが研究に適している。だから私はもっぱら軽症例を研究の対象とするのである。

Jacksonの狂気研究はこのようにもっぱら癲狂院の塀の外で行なわれたが，彼はその立場を，当時の指導的癲狂院医師であった，ヨークリトリートの院長 Daniel Hack Tuke[1] との討論（1894年）で次のように述べてい

る[20]。

　　狂気の科学的研究 the scientific study of insanities は総合病院でまずはじめるのが最もよい（may be best begun in general hospitals）。何故かといえばそこでは正常な状態からのごく軽い逸脱 departure を呈する多くのケースに遭遇するからである。軽度の逸脱が精密な分析的研究に最も適していると思う。さらに，総合病院では軽症から重症までのあらゆる程度の狂気を観察できる。
　　一般には狂気とみなされていない，「急性の非大脳疾患」"acute noncerebral diseases"，たとえば肺炎に伴発するせん妄状態 delirium をも正常からの逸脱の症例として研究しなければならない。

彼は今日いうところの症状精神病，身体的に基礎づけられた精神疾患が狂気の研究に寄与するところが大きいことを洞察していたのである。さらにまた彼は，カンナビス（マリファナ，大麻），ベラドンナ（抗コリン作動薬を含む天然アルカロイド）の中毒が狂気の研究に役立つことを強調している（これらの陶酔薬の中毒患者がイギリスでも多かった）。今日の覚せい剤精神病が分裂病モデルとしてその研究に役立っていることを，Jackson はすでに予見していたかのようである。
　てんかん発作後精神障害の研究にはじまる Jackson の狂気の研究は，癲狂院のなかに隔離され，孤立していた狂気を一般の身体疾患と同じように，一般医学，特に神経学の広い舞台に登場させる道を拓いたといってよい。そしてこの道はまた狂者を鉄鎖の桎梏から解放する道に通じているのである。

3. てんかん発作後の精神障害

「てんかんとは大脳灰白質の機会的,唐突,過剰,急速,かつ局所的な発射の謂である」というてんかんの本態をはじめて明らかにした定義が書かれた1873年[11]から2年後の論文[12]で,Jacksonは「てんかんを原因とする狂気」"epileptic insanity"に関するこの時代の通説を真向から批判し,まったく新しい見解を展開した。彼はこの論文で,てんかん性狂気を,①1回,あるいは数回の発作に直接続く,一過性の精神障害,②頻回の発作に後発して比較的長く続く精神障害,および長期間にわたって反復した発作の結果生ずる持続的精神欠陥に分けているが,主として研究の対象としてとりあげているのは①の一過性精神障害である。

てんかん発作に伴う精神障害は当時の癲狂院医師の重大関心事であった[25]。フランスではAugustin Morel（1809-1879）,Jules Falret（1824-1902）,ドイツではWilhelm Griesinger（1817-1868）[4,10]らがてんかんに伴う狂気の考察を行なっている。彼らが観察したのは,癲狂院に収容する必要があるような症状の重い症例で,躁暴状態を呈するものが多かった。それはてんかん躁狂とよばれた。MorelやFalretはこれを「観念のけいれん」であり,筋けいれんと対置されるてんかん発作であると考え,仮面てんかんとよんだ。Griesingerがてんかん等価症 epileptisches Equivalent と名づけたのも,てんかん患者に見られる狂気をけいれん発作の代理すなわち,発作の一種であると考えたからである。

Jacksonが当時の大方の医師の抱いているこのような意見に疑問をもち,てんかん性狂気,さらには狂気の本態について革命的ともいってよい構想を発展させるようになったのは,彼自身が,くりかえし述べているように,総合病院の診療で,軽症の患者を観察する機会が多かったためであろう。

彼は総合病院での多数の症例の綿密な臨床観察と思索に基づいて，当時なお未知と混沌の領域であったてんかん発作後の一過性精神障害から，①精神自動症 mental automatism，および②夢様状態 dreamy state を結晶させ，斬新な成因論を展開した。両者はジャクソニズムの臨床的根幹として重要な位置を占める。

1）精神自動症

彼が精神自動症を提唱したのは 1875 年の論文[12]である。「てんかん発作に関連する一過性精神障害には，一般によく知られており，まわりから見てもすぐわかるような，激しい昂奮を呈する躁狂 epileptic mania の他に，一見まとまっていて正常な行動のように見えるものまで，さまざまな程度の病像があり，それらに共通するのは行動が無意識，自動的であるということである。それゆえ，精神自動症とよぶのが適当である」というのが彼の考えであった。

この論文には，彼のこの主張を支持する見事な臨床例の記述が載っている。そのうちからいまでも教えられるところが多い 1 例を引用する。

　　症例 K。Hospital for the Epileptic and Paralysed で診療した 31 歳の教育程度の高い男性。
　　大発作と小発作のある患者。これまで 60 回の大発作があった。小発作のあと夢を見たような状態になる。以下は患者自身の手記である。
　　「20 日。意識が無かったのか，食堂から事務室に帰ったことは覚えているが，食堂で食事をしたか，金を払ったかはっきりしない。私の様子がおかしくなかったか，食事をしたか確かめたいと思い，食堂に問いあわせたら，私の様子に変わったところは無かったが，食事はし

なかった、という返事だった」。

　私は彼にもう一度、確かめさせたが、食堂のマダムと給仕人は彼の様子は平生と全く変わらなかった、と断言したということであった。彼の話によると、彼の事務所で働いている事務員は彼が食堂から戻った時、何も変わった様子が無かったし、食堂に居た時間もいつもと同じで特に長いことはなかった、と彼の質問に対して答えたということである。

Jacksonがこの患者について強調しているのは、精神自動症が、しばしば客観的にはまったく異常とは認められないで経過することがあるということである。しかし、同じ患者が、時には奇妙な行動をして周囲の者を驚かすことがある。精神自動症の典型として文献に引用されるのが次のエピソードである。

　前掲患者Kの手記。妻と彼女の姉が一緒だった。皆で夕食の相談をした。妻と私は冷たい鶏肉、義姉は、台所の暖炉に火があれば温いココアにしようと話がきまった。義姉は台所に火があるかどうか見にいき、あるということだった。庭仕事で体が温くなったあと冷えて寒く感じた私は暖炉であたたまろうと台所に行った。椅子に腰かけていると発作のきざしを感じ、そのあと記憶がない。気がつくと私の傍に兄と母が座っていた（彼らの住居が向いなので、すぐ呼ばれたらしい）。
　私がおぼえていない間に起こったことをあとから義姉が話してくれた。それによると、彼女が台所に入ってみると、私はテーブルの上にある、飼猫の餌用のパンと牛乳が半分ほど入った乳鉢にココアをいれ、食器棚からわざわざとり出したにちがいないマスタード用スプーンで

しきりにかきまわしているところだったということである。

この症例Kの手記は精神自動症がある時は近所の食堂に夕食をとりに行き，ある時は，義姉のためにココアを整えるなど，前者では周囲からおかしいと気づかれないが，後者ではちぐはぐだとすぐわかるという相違はあるにしても，はなはだ複雑で，ある程度合目的的な行動であること，しかもそれが無意識のうちに行なわれることを明確に物語ってあますところがない。

このような複雑な行動 elaborate action が大脳灰白質の過剰発射の直接結果として起こり得るかというのが Jackson の第一の疑問であった。この疑問に対する彼の考察を述べる前に彼が，精神自動症に関心をもつにいたった契機に注目しなければならない。

てんかん発作に伴う狂気と関連する犯罪が当時の裁判医学の大問題であったが[26]，責任能力が裁判官によって認められるのは，殺傷のようなはっきりした暴力行為に限られ，鑑定を命じられた医師の意見も同様であった。Jackson は彼が観察した精神自動症の患者も，まかり間違えば法にふれるような行動にでる可能性があり，実際に，彼が診察した患者で有罪となった者があることから，精神自動症と犯罪との関係について詳しい考察を行なった。

彼の信ずるところでは精神自動症の際の行為が違法かどうかはもっぱら，周囲の状況など偶発的要因に左右されるものであり，その時の行動が一見まともに見えるような場合でも，その本態は，無目的な暴力行為 violence と同じく無意識的な自動症であるがゆえに，後者に責任能力を認めるならば，前者にもそれを認めるべきであるということになる。

このような考えから，彼は一見正常に見える軽症の精神自動症の症例の

詳しい臨床的記述を行ない，もしこの状態で違法行為があった場合，司法も医師も有罪とみなして異としない当時の状況が不条理である所以を明確にして，このような時流に強く抗議したのである．彼は次のように書いている[12]．

　　てんかん者は災厄を背負った人たちである．てんかん発作という不幸，火に落ちて顔を火傷するかもしれない不運，さらにその上発作のあと無意識のうちに行なった「犯罪」のために刑罰に処せられるという災難をも負わされている．私たち（医師）は彼らを治療するだけでなく，この問題（「犯罪」）でも彼らを救わなければならない．The epileptic is beset with troubles: besides the calamity of fits, and besides such ill chances as severely burning his face by falling into the fire, there is the possible further calamity that he may be punished for "crimes" he has committed unconsciously directly after a seizure. We may help them as well as by treatment of their malady.

　てんかん発作のあとの，さまざまな程度の狂気をその共通性から精神自動症として統一したことの意味は，それが科学的に正しいだけでなく，人道的に価値があると Jackson が信じたことにあるというべきだろう．
　前述のように，Jackson はてんかん発作後の狂気が，その程度に軽重さまざまな違いがあっても，複雑な行動であること，特に軽症とみなされる場合ほど一見正常と誤認されるほどつじつまがあい，まとまっていることから，これをけいれんと同等と考える同時代の定説に疑義を提起した．そして，彼はてんかん発作後の狂気，すなわち精神自動症は彼がて

んかん発作の本態として定義した大脳灰白質の過剰発射（てんかん性発射 epileptic discharge）の直接結果ではなく，この発射によって，上部の制御から開放された低次脳中枢の過活動 over-action の表現であると考えた。この考えはやがてさらに発展して，精神自動症は神経系進化の最高次階層の上層の解体によって解放された下層の過活動であり，陽性症状であるとする見解に到達する。この場合の上層の解体に対応するのが意識喪失であり，陰性症状を構成する。すなわち，精神自動症は陰性症状と陽性症状からなる二重構造 duplex を示す典型的な狂気の状態像である。精神自動症は最高階層上層からの制御を失った下層の自動的，ロボット的活動のあらわれである。

精神自動症の提唱からおくれること数年，てんかん発作後狂気の第二のタイプである夢様状態の提言が行なわれる。

2）夢様状態

Jackson が夢様状態 "dreamy state" についてはじめて記述を行なったのは1876年に発表された「てんかん発作の知的前兆について」"Intellectual warnings of epileptic seizures" [13] においてである。奇妙な想念 peculiar thoughts が大発作，あるいは小発作に伴って出現することがこの時代の癲狂院医師に知られており，彼らはこれを発作の前兆として解釈し，その内容が知的，精神的であるところから，感覚前兆 sensory aura と区別して知的前兆とよんでいた。Jackson はすでに多数の臨床例の観察からこの奇妙な状態が精神自動症と同様に，発作後の狂気の一形態であることを洞察していたが，この論文で，臨床例の記載と，それに基づく考察を行ない，知的前兆にかえて，新しく夢様状態を提唱したのである。

この論文以後，1899年の鈎回発作の提唱にいたるまで夢様状態に関す

る研究と思索は倦むことなく続けられ，現代てんかん学の重要なテーマである側頭葉てんかんの源流を形成することになるのだが，その端緒は知的前兆の批判である。

彼の夢様状態に関する最初の論文はもっぱらこの状態が，患者の過去の体験のよみがえり，すなわち，「追想」"reminiscence"であり，てんかん発作に際して過去の体験がいかにして再生するかの心的機制を考察したものである。この考察で，彼は夢様状態と夢の比較から，両者に共通しているのは現在に対する意識（客観意識 object consciousness）の減弱・喪失と，過去への意識（主観意識 subject consciousness）の賦活，強化であり，それゆえに夢様状態とよぶのが適当であると主張している。精神自動症と同様に，夢様状態は神経系進化の最高段階の上層の解体によって解放された下層の過活動であるが，精神自動症と異なるのは意識の障害が意識の喪失 loss of consciousness ではなく意識の欠損 defect of consciousness にとどまっていることである。夢様状態で失われるのは客観意識であって，主観意識はむしろ増加する。それゆえ精神自動症と異なって，あとからの想起は夢のように漠然としているが，可能なのである。

夢様状態での客観意識の欠損は陰性症状であり，主観意識の増強，すなわち夢体験は陽性症状であり，ここでも解体現象の特徴である二重構造が確認される。精神自動症の陽性症状が客観的に認知することのできる行動であるのに対して，夢様状態では客観的に認知の困難な主観的体験であることも両者の相違である。しかし，これらの相違にもかかわらず，夢様状態と精神自動症とは密接な関係があり，しばしば同一患者に同じ時期に共存して，あるいはそれぞれ単独に出現する。共存の場合には夢様状態が精神自動症に先行するのが通例である。Jackson は夢様状態と精神自動症を夢と夢中遊行になぞらえている。

夢様状態の際の客観意識の欠損，すなわち陰性症状は Jackson の仮説では，最高段階最高層が，それを構成する神経要素の過剰発射，すなわちてんかん性発射によって「戦場離脱」"hors de combat" に陥るためであり，主観意識の増強，すなわち，陽性症状は第2層以下の下層の解放，過活動であるということになる。次節で述べる解体の深度についての彼の着想は夢様状態と精神自動症の考察から得られたもののように思われる。夢様状態の解体深度は精神自動症より浅いと仮定すれば理解が容易であるからである。

夢様状態に関する知見をさらに発展させる契機となったのは，この状態がしばしば，特別な感覚の生起に伴って起こるという臨床的観察である。「てんかんの診断に関する講義」"Lectures on the diagnosis of epilepsy"（1879）[14] でこの問題が詳しく考察されているが，さまざまな身体感覚のなかで，味覚，嗅覚，上腹部感覚のような「消化機能性感覚」"digestive sensation" が，視覚や聴覚にくらべて，特異的に夢様状態と関係があることを強調している。また，発作性感覚に伴って，あるいは独立して噛む，舌なめずり，などの咀嚼運動 Mastication movements を見ることがあるという。Ferrier が猿の実験で嗅覚および味覚の一次中枢を大脳半球の一定部位に局在せしめたことと関連させて，Jackson は夢様状態が鈎回に発射病巣 discharging lesion をもつ局所解体現象ではないかとの予想を抱いていたが，この予想の裏付けとなる夢様状態の最初の剖検例が得られ，この症例の報告が彼の助手 James Anderson の名で発表された（1886）[8]。

　　症例は32歳（原著では23歳となっているが，病歴には教師となって10年とあるから誤植であろう —— 秋元）の男性，学校教師。発病の時期ははっきりしないが，4年ほど前から左眼，ついで右眼の視力障

害（2年前，左眼底の視神経萎縮確認），肥満傾向がはじまり，死亡1年前から，奇妙な発作が頻発するようになった。

発作の一つは，「発作性味覚」"paroxysmal taste sensation"，もう一つは，Jackson の提言に従って「夢様状態」とよぶ状態である。両者はそれぞれ独立して起こることもあるが，前者が後者に先行してあらわれることが最も多い。

発作性味覚はこの患者ではいつも「ざらざらした苦味」"a rough bitter sensation"（患者自身の表現）で，突然起こり，発作中続く。嗅覚その他の発作性出現はない。咀嚼運動も認めない。

夢様状態については Anderson の質問に対して，はじめは，「少年時代の，すっかり忘れていたつまらない出来事が想いだされる」というだけだったが，面接をくりかえすうちに，次第に具体的に語るようになった。発作の際に想いだす子供の頃の場面というのは，いつもきまって，「仲間の子供たちと遊んでいると近所の小母さんに叱られる」情景で，場所，登場人物は一定しているという。患者はどうしてこんなつまらぬことが，想いだしたくもないのに頭に浮かんでくるのかわからない，馬鹿馬鹿しいことなので誰にも話をしなかった，と Anderson に訴えている。

夢様状態は死亡の4カ月ほど前から起こらなくなったが，まれに，発作性感覚に続いて，「小母さんや自分の仲間の子供たちが話をしている声がきこえる」ことがあった。Anderson はこの患者の診断と助言を Jackson から得て，脳底で左側頭蝶形葉を主として侵襲した腫瘍と診断した。

剖検の結果，病変は下垂体柄から発育した多囊胞性腫瘍（頭蓋咽頭腫）で，

左側頭蝶形葉の内側面をその前端まで広く広がっていることが確かめられた（図1）。

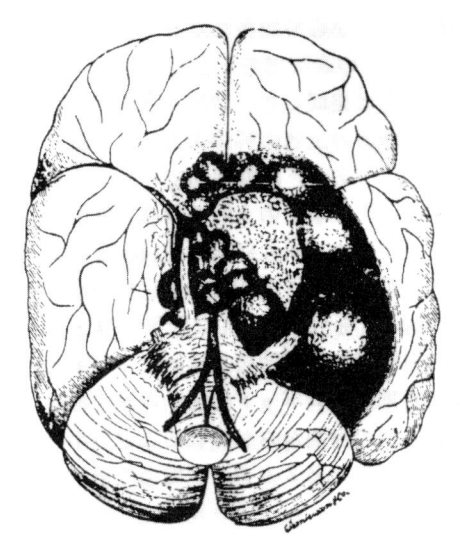

Base of Brain, George B., March 7th, 1886, after a drawing by Mr. J. Huthinson, Jun.

図1　Anderson の報告例（1886）

　病変の広がりが大きいことから，局在について確実なことを結論することはむずかしいが，発作性味覚を前兆とする夢様状態が鉤回のてんかん発射に基づくとする Jackson の推測を支持する重要な所見であるとして Anderson は次のように述べている。

　　Jackson は未発表だが，夢様状態を随伴する発作性感覚の症例をすでに多数観察して考察を加えている。私が自分の診断した1例を委しく調べることができたのは Jackson の示唆に負うところが多大であ

る。ここに報告したような症例は一般に考えられているよりはその数が多いように思われる。それが見逃されているのには二つの理由がある。第一は，患者がこの症状を気にとめていなかったり，あるいは愚かしいこととして語るのを好まないということ，第二は，医師がこの症状の重要性を認識していないことである。Jackson が強調しているように，この症状は重大な脳疾患の早期に現われる前知らせである。早期診断は治療成功の鍵であり，それは医師の義務である。

特有な感覚前兆ではじまる夢様状態が一定の局在をもつ独立のてんかん類型であるとの確信を得て，その考えを発表したのは，この状態の最初の記載から12年後の1888年[16]である。彼はここではじめて「てんかん特殊型」"a particular variety of epilepsy" という表現を提唱し，この類型に該当する50例のうちから，5例をえらんでその詳しい病歴，診断記録を記載している。彼はこの論文で夢様状態をてんかん発作後の狂気とみなしていたこれまでの考えをあらためて，「てんかんプロパー」"epilepsy proper" として位置づけた。この修正が精神自動症についてもあてはまることはいうまでもない。嗅覚，味覚などの食餌に関連のある「単純な感覚」"crude sensation" は同時に起こる意識の欠損とともに，これらの感覚中枢領域のてんかん性発射によって生起するのに対して，夢様状態は中枢領域の機能麻痺（戦線離脱）によって解放された下層の過活動であるとする考えをこの論文でもくりかえし強調している。

彼はまた，この論文で，夢様状態と精神自動症との関係について考察を加え，夢様状態が精神自動症と表裏一体である場合が少なくないこと，重要なことはその場合，主観的体験である夢様状態が見逃される危険があることだと指摘し，「私もこれまで夢様状態を過小評価，どころか無視して

きたことを告白しなければならない」と述べている。かつて彼が精神自動症の典型例としてあげた例K（ココアを乳鉢のなかでかきまぜた患者）にも，病歴を精査すると夢様状態の記載があるし，夢様状態の典型，症例Zにも精神自動症が確認される。この症例はJacksonが20年にわたって診療を続け，あとで述べるように死後剖検によって病巣が確かめられた文献上貴重な患者である。彼は優秀な医師であり，発病後もJacksonの治療を受けながら，実地診療に従事した。彼は自分の発作症状の自己観察を詳細に記録していたが，その一部はJacksonの推薦でQuaerensという筆名の論文として発表されている（A prognostic and therapeutical indication in epilepsy. Practitioner, May 1874, p.284）。夢様状態と精神自動症の記録としていまでもその価値を失っていない。

夢様状態と精神自動症はそれぞれ独立の症状としてJacksonによって当初とりあげられたが，研究の進展とともに，両者はてんかん特殊型として関連して考察されなければならないことが明瞭となった。今世紀に入って活発となった側頭葉てんかんの知見はJacksonの示唆したこの路線を歩んだということができる。

てんかん特殊型が提唱された翌年の1889年，Beevorとの共著[18]で，特殊型の1例の剖検例の報告が発表された。

症例は53歳の寡婦。National Hospital for the Epileptic and Paralysedに入院，1ヵ月後に死亡した。主な症状は入院2，3ヵ月前から頻発するようになった全身けいれんを伴わない奇妙なてんかん発作。まずはじめに，患者の表現では「ごみが燃えるような臭い」"burning dirty stuff" が突然起こる。患者に付き添っている妹の話によると患者は時おり，前方を見すえて棒立ちになり，「何て嫌な臭い

だろう」"What a horrible smell！"とつぶやく，という。意識を全く失うことはなく，あとから発作中のことを話すことができる。患者の追想によると，嫌な臭いに続いて，いつもきまってたち現れるのが「小柄な黒人の女性が調理場でまめまめしく立ち働いている場面」である。患者自身，調理人として働いたことがあるが，発作中に見える人物も場面も彼女にとって未知のものである。

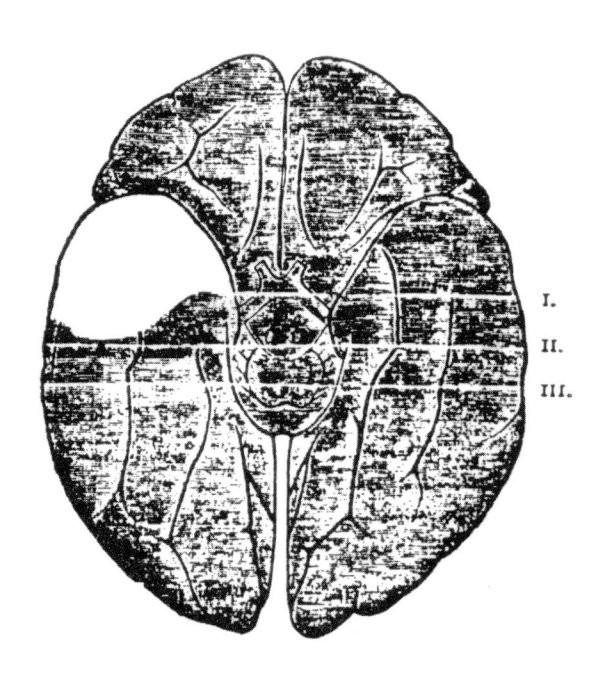

図2　JacksonとBeevorの報告例（1889）

患者は入院1カ月余で容態が悪化して死亡，剖検に附された。病変は右側頭蝶形葉の前方部を侵襲した小蜜柑大のグリオーマである（図2）。腫瘍によって侵襲された右側頭蝶形葉の部分は図2の断面Ⅰ（視神経交叉），Ⅱ（橋前端），Ⅲ（橋中央部）に図示されているように（本稿では省略），扁桃核，および鈎回（海馬回）前方部分で，海馬回の後方部，アンモン角（断面Ⅲ）は侵襲からまぬがれている。

　この症例は嗅覚の発作性惹起とそれに伴う夢様状態の責任病巣について重要な知見を提供している。第一に，病変が Anderson の症例にくらべてはるかに限局的であること，したがって第二に，側頭蝶形葉のいずれの領域が関与するかを推定することが可能であることである。Jackson と Beevor はこの問題について，もし病変が側頭蝶形葉の全域を破壊したとしたら，嗅覚前兆も夢様状態も起こり得るはずはない，何故なら，無から有は生じないからであるといい，これらの症状は侵襲からまぬがれたこの領域のてんかん発射の直接および間接の結果であることを強調している。
　私がこの問題と関連して想起するのは福島医科大学管るみ子らの報告例[24]である。

　患者は12歳ごろから全般けいれん発作，自動症発作，さらに発作間歇期に幻覚妄想状態，攻撃的行動を呈するようになり，強力な抗てんかん薬の治療が続けられたが，頗る難治であった。たまたま1981年，38歳の時1981年，脳腫瘍が確認され，脳波所見その他から，左側頭葉に発育した腫瘍と診断され，脳外科手術が行なわれた。アストロサイトーマによって侵蝕された側頭葉内側領域の前方3分の2は除去されたが，アンモン角は残された。手術後数カ月は発作および攻撃的行

動が起こったが，それ以後 5 年を経過した現在まで，発作および精神障害は全く消失，正常な日常生活をおくっている。

　管の報告例はこの患者を長年にわたって苦しめた自動症（夢様状態が存在したかどうか不明），幻覚妄想状態，攻撃行動が側頭葉内側部の腫瘍によるものであることを証明していることだけでも Jackson が教えているように重要な知見であるが，これらの発作症状（てんかん性発射）が腫瘍組織によって刺激され，不安定状態に陥った周辺の神経回路，この場合にはアンモン角を含む海馬回後方部の活動にあること，手術によって刺激源であった腫瘍組織が除去されたことによって，残存する領域 —— てんかん性発射を起こしていた —— の活動が正常に戻ったと考えることが妥当であることを示している点でさらに重要な意味をもっているように思われる。てんかん性狂気と海馬回，さらには大脳辺縁系との関係に関する，正確な知見はまだきわめて不十分である。病変の確認された症例の臨床病理学的研究のつみ重ねがさらに必要である。

　てんかん特殊型の提起から 10 年たった 1898 年，夢様状態の典型として 1888 年の論文で考察を加えた症例 Z の剖検所見が，Walter S. Colman との共著で発表された[21]。Z は優秀な医師で自分の発作時の体験を綿密な記録として残したことはすでに述べたが，Jackson はこの患者が嗅覚や味覚の前兆がないのに，夢様状態および自動症の発現にさきだって，きわめて軽微であるが，しばしば口唇，時には舌でぴちゃぴちゃ音をさせる動きがあることを発見した。これを「味み運動」"tasting movement" とよび，味覚中枢のてんかん性発射に対する反射運動であろうと予測した。Colman によると，Jackson 以外の医師はこの動きを吃きだと思って特別に注意しなかったという。Jackson は味み運動の存在から，この症例を特

第 3 章　127

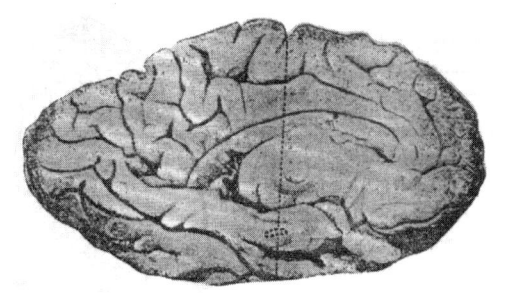

FIG. 1.
　Drawing of internal surface of left hemisphere (cace of Z) . The black ring corresponds with the position of the cavity found, which is shown in section in Fig.2.

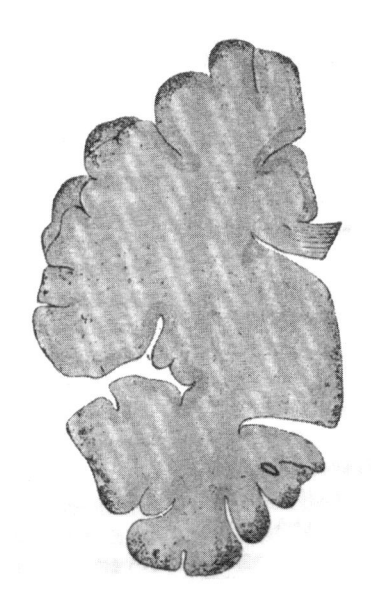

FIG. 2.
　Vertical section of left hemisphere (case of Z, from a tracing) . Site of small cavity apparently due to softening, shown by black ring.

図 3　Jackson と Colman の報告例 (1898)

殊型に数え，病巣を鉤回にあるものと予測した．Zは1894年，てんかん発作を起こすようになってから23年で，治療に用いていた抱水クロラールの過量が原因で中毒死した．

剖検の結果，病巣は左側半球海馬鉤回 uncus gyri hippocampi のごく一部に限局した小空洞で，陳旧梗塞巣であることが確かめられた（図3－Fig.1, Fig.2）．味み運動，夢様状態，精神自動症はこの小空洞が刺激焦点となって，周囲のそれ自身健常な海馬回のてんかん性発射が惹起された結果であることは明らかである．患者が発作以外には正常で，医師として働くことができた所以もこの脳病理所見から理解することができる．

てんかん特殊型の剖検例が増加し，その原因となる病理学的過程が，側頭蝶形葉，特に鉤回に局在することが確かめられるにいたって，Jackson は1899年の論文[22]で，特殊型に代えて，「てんかん発作の鉤回群」"the uncinate groups of epileptic fits" という名称を提唱した．彼が群という名称を用いたのは病巣の広がり，病勢の緩急によって，感覚前兆の有無，夢様状態，精神自動症の現れかたに相違があり，将来細分化の可能性があることを考慮したためである．

同じ年に発表された J. Purves Stewart との共著論文[23]で「てんかん発作の鉤回群」は解剖学的に定められた鉤回に限定すべきではなく，もっと広い範囲に及ぶものであり，それゆえ，暫定的に「鉤回領域」"the uncinate region" と呼ぶという重要な見解を述べている．「鉤回発作群」の症状は限局病巣によって触発された，それ自身健常な周辺領域の神経回路の過活動であるとする彼の理念に基づく，当然の帰結である．「鉤回領域」を辺縁系といいかえれば，それはまさに現代の認識そのものである．

精神自動症，夢様状態，てんかん特殊型から鉤回発作にいたる，Jackson のてんかん性狂気に関する研究は，今日の側頭葉てんかんの知見

の源流であることはいうまでもないが，その足跡をたどると，臨床研究の進めかた，研究の態度について教えられるところが莫大である。次節ではてんかん研究から発展した Jackson の狂気一般に関する構想について考察を加えよう。

4．狂気に関する Jackson の構想

　前述のように狂気の研究はてんかんに伴う精神障害の考察から発展したものであり，けいれんの研究に続いて 1870 年代からこのテーマに関する数多くの論文で断片的に狂気の問題がとり扱われているが，狂気を主題として書かれた論文は「後てんかん状態について。狂気の比較研究に関する一寄与」(1888-1889)[17] と「狂気の諸要因について」(1894)[9,19] の二つである。特に後者は，彼の研究生活の晩年ともいってよい 59 歳の時に書かれており，狂気に関する構想の総決算といってよい。

　狂気に関する構想（ジャクソニズム）の根幹をなすのは狂気が，すべての神経疾患がそうであるように神経系の解体 dissolution の表現であると考える神経系進化論の立場である。この理論的立場は Jackson がその学問的生涯をかけて構築したもので，過去の神経学の発展に大きく寄与したばかりでなく，現代および将来の神経学にとっても常に刺激を与え得るテーゼである。この理論は冒頭にあげた「神経系の進化と解体」"The evolution and dissolution of the nervous system (Croonian Lectures), 1874" で総括されているが，これによれば神経系疾患は進化の過程によって形成された階層構造 hierarchy のさまざまな階層を侵襲して解体に導く。狂気もまたこの意味での階層解体現象である。それが他の神経疾患と異なるのは，神経系進化の最高階層 highest level の解体であるという

点である。神経系進化の最高階層は人間にあってはそれ以下の階層（中等階層，最低階層）を統制して外界に対する適応を可能にするところの意識（Jackson は意識という言葉を精神，心と同義に用いている）にほかならない。

　神経系進化の理論に従う時，狂気は神経系進化の最高階層である精神，心の病気であり，神経系と無縁の抽象的・空想的な精神，心の病気ではないということになる。このテーゼは現代の精神医学にとっても重要な理論的基盤であり，パラダイムである。

　Jackson の狂気に関する長年の考察を系統的にとりまとめたのが 1894 年に発表された「狂気の諸要因について」"Factors of insanities" である。精神疾患の成因論ともいうべきもので，「神経系の進化と解体」の理論が狂気の考察にみごとに具体化されている。

　彼は狂気成立の要因を四つあげる。第 1 は解体の深さ，第 2 は解体の速さ，第 3 は素因，第 4 は環境である。このうちもっとも重要なものは解体の深さと速さである。

1）狂気の第 1 要因

　解体の深さ：Jackson はてんかん発作後の精神障害の考察から，神経系の階層構造（最高次階層，中等階層および最低階層）の原則は最高次階層にも存在すると考えるようになった。この着想がはじめて書かれたのが 1894 年の前記論文である。彼は最高次階層を A，B，C，D の 4 層に区別し，最高層 highest layer A から最低層 lowest layer D までのさまざまな深度の解体があり，これに対応してさまざまな程度の狂気が成立すると考えた。最高次階層の層構造は，彼自身がことわっているように，もちろん，大脳皮質の解剖学的層構造に対応するものではない。Jackson 得意の論理的技

巧である。

　第1段階，すなわち解体のもっとも浅い段階は－A＋B＋C＋Dである。第2段階は解体がBまで及び，－A－B＋C＋Dとなり，さらに第3段階－A－B－C＋Dをへて，ついに最高段階のすべての層が機能を喪失して解体のもっとも深い最終段階，すなわち－A－B－C－Dにたち至る。

　第1段階から第4段階までを意識の解体とみなすと，意識のもっとも浅い欠損から，意識の完全な喪失までさまざまな段階が存在し，それらが軽度から重度までの狂気のさまざまな程度の違いを決定する要因である。

　すでに Jackson はけいれん発作，運動麻痺，あるいは失語の研究で，神経系の解体に際して，解体の直接の結果である機能の欠損あるいは喪失とともに，解体からまぬがれたそれ自身健常な低次階層の，「解放された」"permitted" 活動が共存することに注目し，前者を陰性要素，あるいは症状，後者を陽性要素，あるいは症状とよび，神経系疾患の症状は常に陰性症状と陽性症状の二重構造を有することを提唱してやまなかったが，狂気についてはこのテーゼがもっとも鮮明に妥当することを強調している。Jackson はそのような症例を多数あげているが，次はその1例である。

　　ある患者が看護婦を自分の妻だと思いこんでいるとしよう。自分につきそっている人を妻だと思っているという陽性症状だけをとりあげるのでは不十分である。何故ならば，彼女が看護婦だということを彼が認知していないという陰性症状が当然共存しているからである。患者の「認知しない」"not-knowing" ということが疾患過程の結果であり，彼の「誤認」"wrong knowing" は無傷で残っている最高次中枢の下層部分の活動の反映である。

さきにあげた解体段階の記号表示の（−）は陰性症状，（＋）は陽性症状であるが，陰性症状が増大するに従って，陽性症状が減退する。第1段階では陰性症状がめだたないのに陽性症状が豊富で活発である。そこでしばしば陽性症状が病的過程の直接の所産のようにみなされる。彼はこの事実を重視して次のように述べている。

　狂気の人 insane person にみられる錯覚，妄想，無茶な行動，異常な感情状態は解体を意味するものではない。それは解体がおよんでいない無傷で残っている中枢部分の活動を意味する。この陽性症状の存在こそ認知欠損 defective perception，理性的能力，現在の環境に対する適応性の減弱，繊細な情緒の欠如（発病前の正気な時と比較し）などの陰性症状の存在を暗示している。

陽性症状が前景に立つ第1段階と対照的なのは解体が最高段階のすべての層に及んだ第4段階である。完全な意識喪失，もしくは最高度の痴呆であり，もはや精神，人格は存在しないがなお生命体であり得る。それゆえ，この段階になると陰性症状と陽性症状の二重構造は成立しない（急性一過性痴呆 acute transitory dementia を含む）。

最高段階の解体の深度に対応して Jackson は狂気を第1度から第4度までの4段階に分けているが，精神障害の臨床像が正確に対応するわけではない。しかし，彼が述べているように，てんかん発作後の精神障害では夢様状態，自動症，発作後躁暴状態，発作後昏睡はほぼ第1度から第4度までの狂気に該当する。

特に Jackson が解体の段階的構造の適例としてたびたび記述しているのは睡眠である。彼は睡眠を「正常な解体」"normal dissolution" と呼び，

①眠け（浅眠）sleepiness，②夢を伴う睡眠 sleep with dreaming，③行動を伴う睡眠（夢中遊行）sleep with actions（somnumbulism），④深い，いわゆる夢のない熟睡 deep, so-called dreamless, slumber の4段階に分けている。そして夢は意識欠損（特に対象意識の欠損）によって解放された深層意識の賦活，すなわち陽性症状として理解すべきであると述べている。Freud の思想の先駆といってよい。現代の睡眠研究にも示唆するところが少なくない。

　彼は狂気の病像，経過を規定する第1の要因として，解体の深さをあげたが，その他にもさまざまな要因が関与することを認めている。その主要なものは解体の速度，素因，環境条件の3要因である。

2）狂気の第2要因
　解体の速度：狂気の様相がその起こり方によって異なることはこの時代の医師によってよく知られていたが，その理由をここで考察している。

　　解体が速やかであるほど残存する進化水準の活動は活発となる。顕著な例をあげよう。老年痴呆では解体の速度はきわめて緩慢である。てんかん発作後躁状態 post-epileptic maniac では解体の速度はきわめて急速である。前者は静かであるが，後者は大変忙しい。残存する下層の進化水準に及ぼす上層からの制御は前者ではゆっくりと，後者では急速にとり除かれる。重要なことは，上層の解体の速度が速いほど，また，上層からの制御の消失が急速であるほど下層の解放が急激で，過活動 overactive となることである。従って，陽性症状は活発な様相を呈する。

急性に発症する狂気が慢性のそれに比較して激烈な様相を呈する理由を Jackson の解体理論は明快に説明する。解体の速度は狂気の病像を規定する重要な因子である。

　3）狂気の第 3 要因
　狂気の病像を規定する要因として，「最高段階の解体を蒙った人が小児であるか，成人であるか，賢いか，愚かか，知的か否か，教育を受けているか否か」といった個体の側の条件を三番目にあげている — この要因（今日いうところの素因）を重視したのだろう。しかし，彼は解体が深くなるとともにこの要因の役割が小さくなることを指摘している。この要因と関連して，この時代の癲狂院医の関心事であった「狂気の遺伝」"heredity of insanity" について次のように興味深い意見を述べている。

> 　私は脳のあれこれの部位の疾患（病的過程）が遺伝するという意味での，狂気の遺伝を認めない。狂気の人の脳は健全ではあるが，普通より小さい。といっても形態が小さいというのではなく，「最高次脳中枢の最高層」"the highest ranges of highest cerebral centers" の「機能的要素」"functional elements"（意味がよくわからないが，機能にあずかるニューロンと解すべきだろう）が少ないという「解剖 — 生理学的意味」"anatomo-physiological sense" で小さいというのである。彼は不利な状況の下で，普通の人にくらべてはるかに容易に「参って」"give out" してしまうような脳を遺伝しているのである。

　狂気の遺伝について述べた彼の空想的ともいうべき見解は今日，分裂病について，ストレス，限界状況における「生物学的脆弱性」が問題となっ

ていることと照らしあわせるとまことに興味深いものがある。

4）狂気の第4要因

狂気の病像を規定する因子として彼は解体が起こる際の身体状態および外部環境をあげている。その例として，てんかん発作の際の自動症に見られる動作がしばしば，発作の直前の行動に影響される事実をあげている。彼はまた次のように述べている。

> 第4要因が最もはっきりと認められるのは正常な解体ともいうべき睡眠の際の夢である。睡眠中に指に攣縮が起きると，その人は猫に指を噛まれた夢を見る。

狂気についても「国王のことを書いた本を読んでいる人が発狂したら，彼は自分を国王だと信ずるだろう」といい，環境要因が病像の規定に関与することを説いている。私はドン・キホーテが騎士妄想にとりつかれた理由を騎士物語を読みすぎたせいにしたこの小説の作者セルバンテスの着想をここで連想しないわけにはいかない。

Jackson は狂気を神経系進化の最高段階の全面的・均一的解体 uniform dissolution とみなす立場にたって考察を進めているが，局所的解体 local dissolution の可能性を否定しているわけではない。「もし，最高段階の局所的解体を考慮に入れれば，狂気の要因は五つあるといわなければならない」[19] と述べているからである。彼の「狂気は最高次脳中枢のさまざまな部分の解体にその身体的基盤を持っていると予想され，うつ憂狂は脳の後方部に麻痺狂は脳の前方部に解体があると仮定して比較研究を行なうことが必要である」[17] という記述を読むと，狂気の局在を彼はむしろ予想

していたのかも知れない。

側頭葉てんかんは Jackson の予想の正しいことの証明であろう。分裂病についても局在の可能性が現代の精神医学において問われている。古くして新しい課題である。

Jackson が考察し，提起した狂気の成立のための四つ，あるいは五つの要因は彼が強調するように相互に関連があり，狂気はこれらの要因（変数）の函数とみなすことができるだろう。この狂気に関する構想は今日においてもなお新鮮である。

5．Jackson の遺産

Jackson の狂気の研究は精神医学の体系が確立されない 19 世紀後半の所産であるし，神経科学の知識も不十分な時代の思索であり，時代的制約のもとで明らかな誤りもあるが，その洞察と先見性に富んだ思想は今日の精神医学を学ぶ者にとってつきることのない啓示の泉のように思われる。私が彼から学んだ大切なことは少なくとも次の四つである。

1）精神・心は神経系進化の最高段階 highest level であり，神経系とは別個の独立した存在ではないことである。Jackson は平行論（哲学的には心身二元論）の立場を脱却できなかったけれども，神経系進化論の必然的帰結は心身一元論である。私が失行症研究以来堅持してきた立場は Jackson の平行論批判に由来する。その意味で Jackson は私の反面教師でもある。

2）精神疾患は神経系進化の最高段階の解体であり，神経症，神経疾患と連続している。それゆえ，それらは共通の理論と方法によって研究しなければならない。

3）精神障害の治療と研究にとって，あらゆる神経系解体現象のうちで特にてんかん，神経心理学的障害（失語・失行・失認）の治療と研究が有益であり，その逆もまた真である。これは私自身の精神科医としての体験から学んだことでもある。

4）Jackson が狂気一般について提起した解体理論は今日の分裂病研究に対して重要な指針となり得る。分裂病の予後を改善させた抗精神病薬には陽性症状には効果があるが，陰性症状には効果が少ない。解体の進行をとめることのできない分裂病がまだとり残されている。いま必要なことは陰性症状の基底にある病的過程（疾患過程，生物学的脆弱性）をつきとめる徹底的な研究である。それとともに，治療面では従来の作業療法や社会療法だけでなく，陰性症状に照準をあわせた新しい技法の開発が望まれる。分裂病の認知障害理論に基づいた認知行動療法などは，その一つの試みだろう。

6．おわりに

Jackson の解体理論（ジャクソニズム Jacksonism）はこれまで神経学，精神医学の領域で多くの人たちに刺激と影響を与え続けてきた。Freud の思想にはそれが見られるし，Henri Ey は晦渋難解な器質力動論を唱え，新ジャクソニズムと称した。私はしかし，Jackson の追随者となって新説を立てようと思ったことはなかった。ジャクソニズムは私にとって思索への刺激であった。Jackson にとって Herbert Spencer がそうであったようにである[25]。私は精神医学を学ぶ人たちがもし好むなら，各人のネオジャクソニズムをもち，それを発展させるべきだと思う。

文 献

1) 秋元波留夫編：作業療法の源流．318-320，金剛出版，1975．
2) 秋元波留夫：失行症．134-141，東京大学出版会，初版，1976．
3) 秋元波留夫：John Hughlings Jackson. Clincal Neuroscience 3，325；123，1985．
4) 秋元波留夫：臨床精神医学の原点をたずねる — ウイルヘルム・グリージンガーの再発見．北陸神経精神医学1，1-11，1985．
5) 秋元波留夫・山口成良編：神経精神医学．3-4，創造出版，1987．
6) 秋元波留夫：失語研究とJohn Hughlings Jackson．失語症研究8，1988．
7) 秋元波留夫：てんかん研究とJohn Hughlings Jackson．てんかん研究6，1988．
8) Anderson J.: On sensory epilepsy. A case of basal cerebral tumour, affecting the left temporo-sphenoidal lobe,and giving rise to a paroxysmal taste-sensation and dreamy state. Brain 9: 385-395, 1886.
9) Ey E.: Des idees de Jackson a un modele organo-dynamique en psychiatrie. Edouard Privat, Editour Toulouse, 1975（大橋博司他訳：ジャクソンと精神医学，pp90-132，みすず書房，1979）．
10) Griesinger W.: Pathologie und Therapie der psychischen Krankheiten, 108-116, Stuttgart, 1867.
11) Jackson, J.H.: On the anatomical,physiological, and pathological investigation of epilepsies. West Riding Lunatic Asylum Medical Reports 3, 1873.（Taylor J.: Selected Writings of John Hughlings Jackson 1. p100, 1931）．
12) Jackson, J.H.: On temporary mental disorders after epileptic paroxysms. West Riding Lunatic Asylum Medical Reports, 5, 1875.（Taylor J.: Selected Writings of John Hughlings Jackson 1. pp119-134, 1931）．
13) Jackson, J.H.: Intellectual warning of epileptic seizures. Medical Times and Gazette, December 23, 702-703, 1876（Taylor J.: Selected Writings of John Hughlings Jackson 1. pp274-275, 1931）．
14) Jackson, J.H.: Lectures on the diagnosis of epilepsy. Medical Times and Gazette, 1879.（Taylor J.: Selected Writings of John Hughlings Jackson 1. pp276-307, 1931）．
15) Jackson, J.H.: Remarks on dissolution of the nervous system as exemplified by certain post-epileptic conditions. Medical Press and Circular, 1, 254-329, 1881（Taylor J.: Selected Writings of John Hughlings Jackson 2. pp3-28, 1932）．
16) Jackson, J.H.: On a particular variety of epilepsy（"intellectual aura"），one case of organic brain disease. Brain ll: 179-207, 1888.
17) Jackson, J.H.: On post-epileptic states. A contribution to the comparative study of insanities. Journal of Mental Science, October 1888 and January 1889（Taylor J.: Selected Writings of John Hughlings Jackson, 1.pp366-384）．

18) Jackson, J.H., Beevor C.E.: Case of tumor of right temporo-sphenoidal lobe bearing on localization of sense of smell and on the interpretation of a particular variety of epilepsy. Brain 12: 346-357, 1889.
19) Jackson, J.H.: The factors of insanities. Medical Press and Circular, 2, 615-625, 1894 (Taylor J.: Selected Writings of John Hughlings Jackson 2. pp411-421, 1932).
20) Jackson, J.H.: Discussion at the neurological society on March 1, 1894, on Dr. Hack Tuke's paper on "imperative ideas" Brain 18: 318-320, 1895.
21) Jackson, J.H., Colman W.: Case of epilepsy with tasting movements and "dreamy state" — very small patch of softening in the left uncinate gyrus. Brain 21: 580-590, 1898.
22) Jackson, J.H.: On asphyxia in slight epileptic paroxysms. On the symptomatology of slight epileptic fits supported to depend on dischargelesions of the uncinate gyrus. Lancet 1: 79, 1899.
23) Jackson, J.H., Stewart P.: Epileptic attack with a warning of a crude sensation of smell and with the intellectual aura (dreamy state) in a patient who had symptoms pointing to gross organic disease of the right temporo-sphenoidal lobe. Brain 22: 534-543, 1899.
24) Kan R., et al: A case of temporal lobe astrocytoma associated with epileptic seizures and schizophrenia-like psychosis. 1986 (unpublished)
25) Sittig O.: Die Croonian-Vorlesungen uber Aufbau und Abbau des Nervensystems (John Hughlings Jackson: Croonian lectures on the evolution and dissolution of the nervous system, 1884), Berlin, 1927.
26) Temkin O.: The Falling Sickness, 2 Edition. pp316-327, The Johns Hopkins Press, Baltimore and London, 1971.

(1988年1月24日, 第109回北陸精神神経学会特別講演。精神医学, 30, 368-380, 1988)

ジャクソン神経系の進化と解体

秋元波留夫 ［訳編］

2000 年 10 月 20 日第 1 版第 1 刷発行
2012 年 4 月 10 日第 1 版第 2 刷発行
　　　　発行者　山田禎一
　　　発行所　社会福祉法人新樹会創造出版
〒151-0053　東京都渋谷区代々木 1-37-4 長谷川ビル 2 F
　　　　電話 03-3299-7335／FAX03-3299-7330
　　　　　　　印刷　モリモト印刷